Novel Coronavirus Pneumonia

新型冠状病毒肺炎
心理干预指南

中国保健协会心理保健分会◎主编

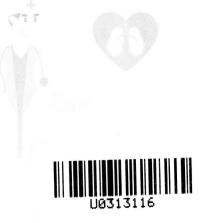

U0313116

南方出版传媒 花城出版社

中国·广州

图书在版编目（CIP）数据

新型冠状病毒肺炎心理干预指南 / 中国保健协会心
理保健分会主编. -- 广州：花城出版社，2020.2
　　ISBN 978-7-5360-9133-7

　　Ⅰ．①新… Ⅱ．①中… Ⅲ．①日冕形病毒－病毒病－
肺炎－心理干预－指南 Ⅳ．①R395.6-62

中国版本图书馆CIP数据核字(2020)第025837号

出 版 人：肖延兵
策划编辑：张　懿
责任编辑：陈诗泳
营销统筹：蔡　彬
责任校对：汤　迪
技术编辑：薛伟民　凌春梅
封面设计：刘红刚
版式设计：姚　敏

书　　名　新型冠状病毒肺炎心理干预指南
　　　　　XINXING GUANZHUANG BINGDU FEIYAN XINLI GANYU ZHINAN
出版发行　花城出版社
　　　　　（广州市环市东路水荫路 11 号）
经　　销　全国新华书店
印　　刷　广东新华印刷有限公司
　　　　　（广东省佛山市南海区盐步河东中心路 23 号）
开　　本　880 毫米 × 1230 毫米　32 开
印　　张　4
字　　数　100，000 字
版　　次　2020 年 2 月第 1 版　2020 年 2 月第 1 次印刷
定　　价　15.90 元

如发现印装质量问题，请直接与印刷厂联系调换。
购书热线：020-37604658　37602954
花城出版社网站：http://www.fcph.com.cn

重视心理健康干预及视为防治新型冠状病毒肺炎的重要措施。

殷大奎

（原卫生部副部长，全国政协委员、卫生部健康教育首席专家、中国医师协会会长、中国健康教育协会会长等）

编委会

目 录 ⊕

第一章

新冠肺炎疫情防控期间
心理干预的定义和目的

本手册为本次新冠肺炎疫情防控期间心理咨询师进行心理干预工作的参考资料，根据国家卫生健康委《新冠肺炎疫情紧急心理危机干预指导原则》《关于设立应对疫情心理援助热线的通知》以及《湖北省新冠肺炎疫情防控期间心理干预工作手册》等资料编写。在疫情形势严峻的情况下，求助者和民众会产生各种心理问题，严重影响着求助者对治疗的态度及民众生活质量。

心理干预包括健康促进、预防性干预、心理咨询和心理治疗等。健康促进面向普通人群，目标是促进心理健康和幸福，属于一级干预；预防性干预针对高危人群，目标是减少发生心理障碍，属于二级干预；心理咨询和心理治疗针对已经出现心理障碍的个体，目标是减轻障碍，属于三级干预。

心理干预的目的是在心理学理论指导下有计划、按步骤地对受疫情影响群众的心理活动、个性特征或心理问题进行干预，为目标人群提供积极应对策略，提供情感支持，让他们重建自信心，重塑自我。使其应激失调降低，恢复心理平衡、认知能力和生活质量，从而维护社会稳定与和谐。

第二章

新冠肺炎疫情

影响人群分级及心理干预对象

一　新冠肺炎疫情影响人群分级

第一级： 新冠肺炎确诊求助者（住院治疗的重症及以上求助者）、疫情防控一线医护人员、疾控人员和管理人员等。

第二级： 居家隔离的轻症求助者（密切接触者、疑似患者）、到医院就诊的发热求助者。

第三级： 与第一级、第二级人群有关的人（家属、同事、朋友等）；参加疫情应对的后方救援者（现场指挥、组织管理人员、志愿者等）。

第四级： 受疫情防控措施影响的疫区相关人群、易感人群、普通公众。

二　新冠肺炎疫情心理干预对象

（一）第一级人群为心理干预首要重点人群。

（二）在干预能力和资源有限的情况下，优先级别依次从第一级到第四级。

（三）评估目标人群的心理健康状况，及时识别区分高危人群、普通人群。对已出现一般心理问题及以上的人群优先开展心理危机干预，对并无明显心理问题的人群开展心理健康教育。

（四）一般性心理健康教育要覆盖到每一级人群。

三　心理干预的原则

（一）迅速确定要干预的问题，强调以目前的问题为主，并立即采取相应措施。

（二）鼓励自信，不要让当事者产生依赖心理。

（三）必要时可以由其家人、朋友远程或在线参加心理干预。

（四）把心理危机作为心理问题处理，而不要作为疾病处理。

（五）特殊情况转介治疗。

实施心理干预时的注意事项

（一）不必期待求助者很快从悲伤或恐惧等不良情绪中走出来，要有一个缓解的过程。

（二）悲痛常被认为是病态情绪，是有害健康的，这是不正确的。心理干预中求助者的悲痛体现为痛哭、号叫，这也是一种宣泄，是可以鼓励的，但要密切关注持续时间。

（三）求助者的创伤也许终生都不会完全过去，咨询师要帮助求助者与创伤事实和谐共处。

第三章

新冠肺炎疫情
心理干预的三种路径

一 心理干预路径简介

● **热线电话。**心理热线一般通过固定电话、手机人工语音服务开展心理干预，一般不通过设置自动语音开展服务，特殊情况例外。

● **网络在线。**包括即时咨询、延时咨询、视频咨询等形式。

● **面对面实施。**在做好防护的前提下，以非强迫性的、富于同情心的、助人的方式与求助者面对面接触，实施心理干预。

二 重点心理干预路径——网络在线具体介绍

热线电话是最便捷的心理干预方式，对于复杂案例常常会转为在线心理干预，尤其是基于心理疏导、心理干预的严谨和应用来看，在线干预越来越成为求助者欢迎的模式。

（一）即时咨询

即时咨询是运用 QQ、微信等即时通信工具来实现被咨询者与咨询师的实时互动、解决心理问题的过程。可以一对一进行，也可以以群的形式一对多进行。这种方式即时性强，有较高的隐私性，是网络在线的最佳选择。

（二）延时咨询

延时咨询主要的工具是电子邮件，也包括网站留言、微博互动等形式。被咨询者通过电子邮件等延时网络交流工具把自己的心理困扰以文字的形式反馈给心理咨询师，咨询师用专业的咨询技术给被咨询者以启发和解答，并通过延时网络交流工具反馈给被咨询者。这种方式具有延时性强、私密性高的特点，便于咨询双方梳理思路、稳定情绪，咨询师也能够很好地找到心理问题的症结所在。

（三）视频咨询

视频咨询是由一些平台提供的，用摄像头和麦克风等工具实现即时语音视频咨询，类似在聊天室中，模拟一种真实的面对面交流的效果。这种咨询形式真实性较强，特别是咨询师能够看清楚被咨询者的表情、动作等形体特征，便于把面对面咨询的理论和技术应用到视频咨询中，迁移难度较小。

三 网络在线服务平台具体介绍

服务平台有三大类，对整个互联网在线服务平台进行分析，心理干预即时咨询最便捷的就是微信、QQ；心理干预中的心理健康教育音频平台最权威的就是中央广播电视总台音频客户端云听 App。

网络在线服务平台具体包括以下三大类：

（一）即时通信平台（微信、QQ）、微博平台（新浪微博、腾讯微博）、问答平台（知乎、分答、百度问答、360 问答）、百科平台（百度百科、360 百科、互动百科）。

（二）直播平台、音频平台、视频平台。直播平台（映客、花椒、一直播）、视频平台（抖音、秒拍、美拍、优酷）、音频平台（央广云听、喜马拉雅）。

（三）自媒体平台（除微信公众平台之外）和论坛平台。一般包括 QQ 公众平台、UC 自媒体平台、简书、头条号、企鹅媒体平台、搜狐公众平台、一点号、百家号、网易号、凤凰媒体平台。

第四章

新冠肺炎疫情

心理援助相关要求

1. 心理健康相关协会等社会组织，可在卫生健康、教育、民政、共青团、文明办、残联等对应行业（领域）主管部门的领导下设立热线，并负责热线日常管理和维护。

2. 热线原则上提供24小时服务，每条热线至少开通2个座席，负责心理援助。

3. 接听热线的咨询师应由热线督导组和热线咨询师组成。热线咨询师要具备相关专业背景，包括精神科医护人员、心理咨询师、心理健康相关社会工作者等。热线督导组成员要具有精神医学、临床与咨询心理学、危机干预等方面的专业教育及培训背景。行政管理组由热线主办机构的行政管理人员组成，主要负责热线运行管理和运行保障等工作。

1. 接听场所。应当设有固定的接听场所，环境相对封闭、安静。

2. 接听设备。应当配备专用接听设备，设备应具备接听、记录、转接、录音等功能。如目前仅有电话，尚未配备相关设备，则应当保证工作状态下通信信号畅通稳定。

3. 要配备电脑设备并保持互联网网络通畅。

⊜ 新冠肺炎疫情心理干预咨询师素质

1. 疫情防控期间心理干预对咨询师的专业素质要求更高、更科学、更规范，需要有丰富的助人经验，清楚的语言表达能力，乐于沟通、交流的意愿。

2. 疫情防控期间心理干预咨询师要具备专业能力，需要经过心理咨询的培训，掌握心理测量、咨询技能、心理疏导、支持性心理治疗、认知矫正、放松训练、关键事件应激训练等专业知识。

3. 疫情防控期间心理干预咨询师要具备健全的人格和良好的心理素质；可控制自己情绪，具备快速反应的思维和行动能力。在具体干预工作可能遇到行动困难、条件限制、紧急情况下，需要咨询师充分发挥创造性和灵活性，利用现有条件想办法解决问题。因为事件突发，人员众多，情况复杂，所以心理干预的工作量和工作强度非常大，有时候条件非常艰苦，需要长时间连续工作，因此需要咨询师平时加强锻炼身体，保持良好身心状态，使其有良好体力和耐力。

4. 咨询师应具有丰富的生活经历，能够将丰富的人生阅历和成长经验应用于各种实际工作。这有助于他们在工作时表现得成熟、乐观、坚忍、坚强，有助于他们合理配置自己的心理资源，以更好地帮助危机受害者。

5. 对于直接实施心理咨询和心理治疗的心理干预咨询师，在开展干预前均应接受咨询伦理培训。

（四）疫情防控期间咨询师在工作中的其他要求

1. 掌握电话心理咨询中的各种基本技巧，如倾听的技巧、提问的方式、如何表达理解、如何提建议、如何总结以及时间的把握等。

2. 帮助宗旨在于减轻求助者的心理压力，帮助他们提高自信心与自我解决问题的能力。

3. 热线咨询师与求助者沟通对话，需征得求助者同意，才能进行录音或截屏存档，对案例要求有整理的文字资料。

4. 疫情期间的心理咨询，专业性强，要随时更新自己在抗击新冠肺炎方面的知识，不要怕暴露自己的知识盲点。心理咨询师不是万能的。不懂就学，无须不懂装懂，那样势必误导求助者，造成不良后果。

5. 以求助者为中心，对求助者的情绪表露宽容接纳，以心理疏导、倾听、陪伴等支持技术为主。注意症状后面的心理动机以及心理动机后面的心理驱动力，有的放矢地进行支持治疗。

6. 充分利用社会、家庭资源，帮助求助者建立心理危机支持系统。

7. 建立随访机制，可以让求助者定期或不定期联系心理咨询热线，以获得持续性的心理帮助。

8. 建立求助者档案，以便查询。

五 热线咨询师、热线督导组和热线管理的具体要求

（一）热线咨询师要求

1. 专业要求

（1）热线咨询员应掌握与疫情有关的基本理论和技能、热线接听技能，服务伦理要求等，具备处理心理应激问题的能力。

（2）热线咨询员需了解心理干预的基本理论，能够识别常见精神障碍和危机状态，及时对高危人员进行心理干预或转介。

2. 实践操作要求

（1）热线咨询员需熟悉热线服务的流程，包括与求助者确立关系、澄清问题、确定工作目标、探讨解决方法、总结等，熟练掌握设备操作和完成相关记录等。高危以及可能危害他人及社会安全的来电应当向行政管理组汇报，并寻求督导。

（2）掌握热线服务的各种基本技巧，如倾听的技巧、提问的方式、如何表达理解、提供建议、进行总结、把握时间等。

（3）熟悉有关疫情的最新政策和科普知识。

（4）熟悉热线服务中的评估要求，包括基本的状态、严重性、危险性、效果的评价演练。

（5）熟悉疫情防控期间危机来电的识别和处理基本原则，包括基本步骤、风险程度评估、资源的利用等。

3. 工作职责

（1）按热线管理要求收集有关内容和求助者信息。

（2）向求助者提供准确的疫情防控相关信息。

（3）提供规范的心理援助和危机干预服务。

（4）必要时，为求助者推荐其他适当的资源或服务。

（5）定期接受岗位培训和督导。

（6）遵守心理健康服务伦理要求。

（二）热线督导组及管理要求

督导组成员要对热线相关工作进行指导，提高热线咨询师的业务能力，并定期为热线咨询师提供个体或团体督导，安排专家解答热线咨询师的疑难问题及做好高危人员转介处理。

（三）热线管理要求

1. 开展热线服务质量评估

热线管理部门可以采取自评、他评、即时评定和定期抽查相结合的方式，对热线服务质量进行评估。评估内容包括：

（1）热线咨询师的接线态度、交流技巧、接电过程，对一般心理问题来电、危机来电、特殊来电进行评估干预的实施要点。

（2）求助者的问题类型、求助者使用服务过程的反应、服务结束时的满意度（如对热线咨询师的态度、服务有效性的评价）。

2. 规范采集和保存热线业务资料

（1）制订热线电话登记、处理记录及评估表格，对热线服务情况进行记录，建立热线咨询师交接班记录。

（2）热线服务的文字记录、电子记录、录音资料需要由专人保管，相关资料至少保存 3 年。在资料采集保存过程中或资料对外转送、进行网络传输时，应当遵循保密、及时、完整的原则。

3. 完善实施相关服务规范

（1）督导员定期对热线业务资料进行抽查，依照服务质量评估内容开展检查，并提出改进意见。

（2）可以采取盲法评估，也可以与相关热线咨询师一起复习业务登记资料，共同评估热线服务的合理性、有效性。

（3）针对质量检查发现的问题，开展在岗继续教育，提升热线服务质量。

4. 开放举报投诉等反馈渠道

可以设立举报电话、网站论坛、问卷调查等，接受社会对热线服务情况的监督。

5. 定期开展总结评估

（1）汇总分析热线服务人次、举报问题次数、民意测验结果，评估机构的社会影响水平。

（2）汇总分析求助者的基本信息、求助问题类型、满意度等数据，评估热线服务的合适程度。

（3）汇总分析热线咨询师的自评、他评结果，评估热线咨询师的工作状态。

第五章

咨询师心理干预路径
实用操作技术

一 实用心理热线操作技术

当处于隔离状态时，心理热线（网络在线）是咨询师与求助者之间心灵交流的主要形式。

第一阶段：建立咨询关系

1. 能够恰当地使用热线标准问候语。

如："您好！这里是×××心理干预热线。有什么可以帮到您吗？"

2. 了解求助者通话开始的常见情况，并能恰当回应。

如：面对求助者沉默、哭泣、怀疑等棘手来电时，能恰当应对。

3. 帮助有顾虑的求助者建立信任感。

第二阶段：接受信息和评估

1. 求助者的基本情况。

2. 求助者目前的情绪状态，疫情对求助者造成哪些负面影响。

3. 了解求助者的主要来电需求，倾听求助者已经开展的应对措施。

4. 了解求助者最近经历的事件、想法、情绪、痛苦程度及对其功能的影响。

5. 根据量表初步评估求助者，判断是一般心理问题还是严重心理问题。

第三阶段：安抚稳定情绪

1. 给求助者充足的时间述说情况，耐心地聆听求助者的倾诉，从中获得信息。

2. 针对其中关键内容，帮助求助者释放情感，缓解内心的压力，稳定其状况。

3. 对犹豫的求助者进行鼓励和保证。

如："您非常了不起，我在认真听，等您准备好了，可以慢慢讲。"

第四阶段：分析问题，制订可解决策略方案

1. 针对目前的关键问题，提供自己所擅长的、有循证依据的心理行为干预方法。

2. 调动求助者的能动性和自身经验，和求助者一起找出解决问题的方法。

第五阶段：归纳行动策略

1. 对求助者的问题进行要点归纳，通过达成共识的应对策略进行简要概括，帮助求助者理清思路。

2. 再次强化求助者的积极方面。

3. 鼓励求助者付诸行动，了解干预效果。

4. 需要时进行转介。

5. 不需要转介的话，过渡到总结，在希望中结束通话。

心理网络在线咨询具有信息量丰富、保密性强等诸多优点，文字表达技术是关键。

（一）心理咨询文字参与性技术

指通过文字，咨询师针对求助者的问题，启发、引导求助者进行自我探索和实践，最终实现咨询目标，促进求助者成长与发展的技术。

1. 尊重、鼓励

从文字的语气体现尊重求助者，比如用尊称"您"。

鼓励求助者持续文字表达，比如"您讲得很好，请您描述一下其他……""还有吗"等。

使求助者在宽松和信任的情况下用文字表达自己的烦恼。不要有偏见，不做价值评价。

2. 提前设置好开放式询问与封闭式询问的文字模式

（1）开放式询问通常使用"什么""如何""为什么""能不能……""愿不愿意……"等词来发问，让求助者就有关问题、思想、情感给予详细的说明。

（2）封闭式询问通常使用"是不是""对不对""要不要""有没有"等词，而回答也是"是""否"类的简单答案。

3. 内容及时反应，问题具体明确

指咨询师把求助者的主要言谈、思想加以综合整理，再反馈给求助者。如"控制疫情的工作很重，您确实很疲惫，宣泄也很正常"等。咨询师需协助和引导求助者清楚准确地表述他们的观点、所体验的情感以及所经历的事件，使谈话话题指向具体的事实和细节，使双方讨论的问题更加清晰、准确。

4. 尽量避免的文字和提问方式

暗示性文字："您不认为……""您可以……""您不可以……"

假设性文字："但您已经……""但您还没有……""您真的不想……"

攻击性文字："您为什么要告诉我这个？""您到底想说什么……""这有用吗？"

（二）心理咨询文字影响性技术

指通过文字，由咨询师来影响求助者，对求助者实施干预，帮助求助者解决心理问题，促进咨询目标实现的技术。特别提示，在实施心理咨询过程中，使用的文字要适合求助者的接受理解能力。

1. 面质

面质指的是在求助者理想与现实、前后文字/咨询意见等不一致时，咨询师指出求助者身上存在的矛盾。

需要注意的是面质具有一定的威胁性，所以要选择适当的文字

用词。

在运用面质技术时避免咨询师运用面质进行个人攻击，咨询关系没建立好应避免面质，不得不使用时，可以考虑应用尝试性的面质。例如："我不知是否误会了您的意思？""您似乎……""不知我这样说对不对？"

2. 解释与指导

文字解释与指导比较省事，关键是指导要配合一定的解释。

（1）要有各种情况的文字准备。

（2）文字要懂得灵活运用。

（3）不可强加给求助者。

（4）建立信任后直接地指示求助者做某件事或以某种方式行动，引导当事人的行为或观念的变化。

指导是影响力最为明显的一种技巧。

3. 自我暴露与情感表达

咨询师可以将自己的情绪、情感活动状况经验与求助者共享。这样可以体现对求助者设身处地的反应，同时也可达到一定的示范作用，促进求助者的自我表达。

4. 整理会谈结果，加深印象

咨询师将自己所叙述的主题、意见等组织整理后，以简明的形式表达出来。也可以让求助者来进行，咨询师在此基础上做概述或修正。这是决策心理活动中可能产生的一种心理因素和保护性反应。

而其反应的结果可能是适应的，称之为积极的应激；反应也可能是适应不良的，这就是消极的应激。比如对疫情事件的想法（已经到了最危机时刻、有关部门能不能处理等）、情绪上的改变（焦虑、忧郁、愤怒、害怕等）、生理上的反应（心跳、呼吸、肠胃分泌等）与行为上的应对（寻求资源、宣泄、逃避等）等，这些都可以称之为应激反应。适量的应激有着正面的效应，只是应激太大时才对人的身心、行为等有不良影响，构成心理危机。实际上由于新冠肺炎的高度传染性以及没有特效药物造成疾病的恶化甚至死亡，其突发性、震撼性，可引起明显的心理情绪。无论是心理素质多么好的人，都会感到一丝警觉和恐惧，这是正常的。

三 面对面紧急心理干预晤谈

对于重大紧急情况，可以在做好隔离防护的情况下开展对求助者的紧急心理干预，主要做好 ABC 法：

A. 心理急救，稳定情绪。

B. 行为调整，放松训练，晤谈技术。

C. 认知调整，晤谈技术，其他心理干预技术。

具体步骤：

1. 首先要取得求助者的信任，建立正常的互动关系。

2. 提供情感宣泄的机会，鼓励他们把自己内心压抑的情感释放出来。

3. 给求助者提供正确的心理及危机干预知识，解释心理危机的发展过程，使他们了解目前的状况，理解负面情绪的根源，建立自信，提高对生理和心理应激的应付能力。

4. 根据不同求助者对疫情发展的反应，采取各种心理干预方法，如支持性心理治疗、认知疗法、放松训练、晤谈技术等，以改善焦虑、抑郁和恐惧症状，减轻应激障碍的程度，必要时适当应用镇静、抗抑郁药物。

5. 调动和发挥社会支持系统（如家庭、朋友等）的作用，鼓励多与家人、亲友、同事电话语音沟通，减少孤独和隔离。

第六章

由新冠肺炎疫情引起的心理危机
基本知识及求助者常见问题

一 应激

指由危险的或出乎意料的外界情况的变化所引起的一种情绪状态，是决策心理活动中可能产生的一种心理因素和保护性反应。而其反应的结果可能是适应的，称之为积极的应激；反应也可能是适应不良的，这就是消极的应激。比如对疫情发展的想法（已经到了最重要的关头、有关部门能不能处理等）、情绪上的改变（焦虑、忧郁、愤怒、害怕等）、生理上的反应（心跳、呼吸、肠胃分泌等）与行为上的应对（寻求资源、宣泄、逃避等）等，这些都可以称之为应激反应。适量的应激有着正面的效应，只是应激太大时才对人的身心、行为等有不良影响，构成心理危机。实际上由于新冠肺炎的高度传染性以及没有特效药物造成疾病的恶化甚至人员死亡，其突发性、震撼性，可引起明显的心理情绪。不管心理素质多么好的人，都会感到一丝警觉和恐惧，这是正常的。

二 心理危机

由疫情引起的心理危机：当个体面临重大传染病流行且没有有效药物时，对这个重大问题，既不能回避，又无法用通常解决问题的方法来解决所产生的心理上的严重不平衡。

危机可分为成熟性危机和情景性危机两种。由疫情引起的心理情景性危机是出乎意料的或突发性事件所致，所以具有以下特征：

1. 有一个触发的事件，它可以是个体的应激状态增强到不可忍受的程度，但它不是危机而是促进危机的产生。

2. 个人体验决定是否处于危机状态的关键，因为危机是个体存在的"心理上的不平衡"。

3. 有限度的时间。危机的时限不长，一般为 3—6 周；心理不平衡的时限约为 2—3 周。若一种情景持续 6 周以上，则需要有专业的干预。

4. 自我限制。处在危机状态中的人常体验到极大的情感上的痛苦，这种痛苦强到令人难以长期忍受，所以，身受这种痛苦的人就要设法使其终止。

三 心理危机的发展过程

冲击期： 发生在当时或疫情事件后不久，感到震惊、恐慌、不知所措。如突然听到湖北爆发新冠肺炎，医护人员也感染了，并且有的医生因此死亡时，大多数人会表现出恐惧和焦虑。

防御期： 表现为想恢复心理上的平衡，控制焦虑和情绪紊乱，恢复受到损害的认知功能。但不知如何做，会出现否认、合理化等行为。

解决期： 积极采取各种方法接受现实，寻求各种资源努力设法解决问题。疑虑减轻，自信增加，社会功能恢复。

成长期： 经历了危机变得更加成熟，获得应对危机的技巧。但也有人消极应对而出现种种心理不健康的行为。

四 心理危机的四种结果

（一）顺利渡过危机，并学会了处理危机的方法。

（二）渡过了危机但留下心理创伤。

（三）经不住强烈的刺激而自伤自毁。

（四）未能度过危机而出现严重的心理障碍。

五 心理咨询热线在线求助者常见问题

（一）恐惧疑病情绪

有出现低热的病人不敢去医院；有患有躯体疾病或心理疾病的患者因此病情加重；还有些人怀疑自己患了新冠肺炎，出现躯体症状，造成反复量体温，喝水（热水），然后体温增加（可能因喝热水后量体温，体温会增高），感到无力、疲乏、没有食欲、胸闷、憋气等，以致多次到医院就诊，要求医生尽快给予确诊和治疗。

（二）疾病焦虑情绪

如感到被新冠肺炎包围着，听到各类媒体的报道，感到心惊肉跳，心神不安，坐卧不宁，有失控感。总担心疾病会降临到自己和家人的身上，以至于有的人出现出汗、心跳加快、口干等神经功能紊乱的现象，有的人变得爱发脾气。

（三）抑郁情绪

感到悲观失望，精神振作不起来，易哭泣，心情不愉快，觉得活着没意思，度日如年，食欲不振或暴饮暴食，有的人则会出现体重下降甚至自杀倾向。

（四）睡眠障碍

出现难以入睡和睡眠时间缩短。白天精神差，生活能力受损。

（五）强迫症状

主要是反复洗手，手被洗得快要破了。有的出现强迫性思维，不能控制地反复想有关新冠肺炎的严重后果，不敢用手触碰物品，甚至不敢脱口罩吃饭，为此感到非常痛苦。这类人群会与咨询师反复求证。

（六）宣泄不良情绪

对封城及疫情控制需要多久没有确定感，被各种谣言吓倒。

（七）医护人员工作压力

医护人员下班后需寻求缓解心理压力的途径。

第七章

心理咨询热线及网络在线
部分案例分析

案例 1

本文记录了一位因新冠肺炎疫情引发恐惧疑病情绪的求助者的在线咨询案例，通过收集基本信息，做出初步评估后，运用认知疗法，对求助者进行咨询干预，使其恐惧疑病情绪获得了一定程度的缓解。

（一）一般资料

李女士，45 岁，会计，已婚，丈夫是工人，儿子 15 岁。因近期突发新冠肺炎疫情，公司延迟复工，每天在家看大量有关疫情的新闻和各种相关文章，对照症状描述，怀疑自己患了新冠肺炎，反复测量体温，感到疲乏无力、食欲不振、胸闷憋气等。但是，本人不敢就医，只是在家里恐惧担心，因此电话咨询。

（二）主诉与个人陈述

李女士陈述："我已经咳嗽好多天了，体温也是忽高忽低的不稳定，早上测 36.5℃，过了两个小时再测就 37.6℃了。新闻里说了，超过 37.3℃就是发烧了，我肯定是得肺炎了。我家里人都说不可能，可我就是害怕。现在外边多不安全啊，我怎么知道我有没有接触病毒携带者呢，他们都有潜伏期呢。可我不敢上医院，医院里都是病人，传染源更多，我可不敢去。可是不去医院，我如果真的是得病了可怎么办？我现在去也害怕、不去也害怕，担心死了。在家里心里慌乱得很，什么都没心思做，就是不停地看资讯对照自己的症状，越看越害怕，越害怕越想看。"

（三）评估与诊断

评估：求助者自述近一周表现出恐惧疑病情绪，厌食、躯体化症状等，但未泛化，主要是怀疑自己得了新冠肺炎，感到恐惧，有良好的自知和较强的求助愿望。

电话运用焦虑90秒4问题询问法进行测量，后期转网络在线公益咨询。

诊断：一般心理问题——恐惧疑病情绪。

（四）咨询目标的确定

根据以上评估与诊断，和求助者协商确定本次在线咨询的目标如下：

1. 梳理恐惧疑病情绪的具体表现，并通过交谈帮助求助者识别、检验和改正曲解的观念。

2. 提供 SCL-90 自我评估量表和在线指导，帮助后续巩固咨询效果，稳定情绪。

（五）咨询过程

1. 进一步探讨体温变化的具体情况，发现李女士有喝热水的习惯，如果喝水后测体温，体温就会上升，如果没有食用或者饮用热的饮食，也没有情绪激动或剧烈运动，体温都是正常的。

2. 引导李女士认识到，不是体温升高就是生病了，体温升高也可能是其他物理原因引起的，如果体温一升高就以为自己被病毒感染了是不对的。

3. 当对自己健康的怀疑再次出现的时候，要进行自我觉察反省，保持恰当的思考方式，让自己的情绪得到改善。

4. 建议李女士控制自己看新闻资讯的时间，多做一些舒缓心情和让自己轻松愉快的事情，如做家务、做美食、听音乐等，帮助自己取得更好的改善效果。

5. 指导在线自我评估量表的使用方法，后面将继续提供在线指导。

（六）咨询效果评估

经过在线咨询之后，李女士表示自己认识到了之前的恐惧和疑病是多余的，心情好多了，之后会配合在线指导，做科学的自我评估，多培养积极的生活兴趣，让自己健康快乐起来。

案例 2

本文记录了一位因新冠肺炎疫情引发焦虑情绪的求助者的电话咨询案例，通过电话收集基本信息，做出初步评估后，运用支持性心理治疗，对求助者进行咨询干预，使其焦虑情绪获得了一定程度的缓解。

（一）一般资料

张女士，33 岁，职员，已婚，丈夫是技术员，女儿 5 岁。夫妻感情良好，家庭和睦。因近期突发新冠肺炎疫情，夫妻二人的工作单位都延迟复工，一周前居住的小区隔壁楼栋内确诊一例患者，导致小区封闭，出入受限。自从小区封闭之后，张女士就感到心神不宁，坐卧不安，逐渐出现失眠、头痛、不思饮食等情况，总担心自己和家人被传染，所以打来热线电话咨询。

（二）主诉与个人陈述

张女士说："我已经几天没睡好觉，也不太想吃饭，最近经常心烦，偶尔发脾气。我老公天天劝我别想太多，可我就是放不下。

一会儿想着我路过那个楼栋的时候会不会遇见过那个患者，被传染了怎么办？一会儿又想我老公和孩子在小区里玩的时候会不会遇上，被传染了怎么办？想到我和家里人可能会得这个病，我就难受极了，有时候越想越害怕，甚至开始心慌、手心出汗，不知道该怎么办了。"

（三）评估与诊断

评估：求助者近一周表现出焦虑情绪，厌食、睡眠障碍，但未泛化，主要是对近期发生的疫情和自己以及家人的健康感到焦虑，有良好的自知和较强的求助愿望。

电话运用焦虑90秒4问题询问法进行测量。

综合测量结果和临床资料的收集，最终诊断：一般心理问题——疾病焦虑情绪。

（四）咨询目标的确定

根据以上评估与诊断以及当下疫情的特殊形势，和求助者协商确定本次电话咨询的目标如下：

1. 梳理焦虑情绪的来源，建立良好的人际接触。

2. 对于情绪问题给予合适的解释，并对不正确的知识和观念进行矫正和指导。

3. 诱导求助者情绪表达和宣泄，以减轻痛苦和烦恼。

（五）咨询过程

1. 深入采集信息，梳理焦虑情绪的来源，发现张女士上中学的时候父亲因病去世，从那时起对自己和家人的健康就非常关注，平时就经常关心健康资讯，从生活的方方面面关照自己和家人，尽量不让自己和家人生病，一旦有生病的情况就马上采取有效方法治疗解决。但是，此次疫情突然发生，并且到目前为止国家没有公布有特效药，这让张女士产生了失控感，不知道该如何应对了。

2. 经过充分倾听张女士的诉说，咨询师对她父亲去世留在她内心的悲伤表示理解和同情，对她关心家人的行为和想法表达充分的肯定，对她的焦虑情绪给予解释和指导。

3. 引导张女士认识到焦虑并不能解决问题，虽然暂时没有特效药，但是全社会都在积极动员起来，各方面的专家学者、医务工作者都在夜以继日地研究和临床实践，已经有治愈的患者陆续出院。所以，我们有理由相信疾病一定有方法可以战胜的。

目前小区虽然被封闭隔离，但是，确诊患者的行动轨迹已经通过国家媒体报道出来，密切接触者已经被找到，在开放的小区内擦肩而过之后被感染的概率是极低的。为了自己和家人的健康，我们更应该保证正常的居家生活，增强抵抗力和信心，才能不被疾病打倒。

4. 引导张女士充分表达和宣泄，获得焦虑情绪的释放和减轻。

5. 指导在线焦虑自我评估量表（SAS）的使用方法，后面将继续提供在线指导。

（六）咨询效果评估

经过电话咨询之后，张女士表示自己的焦虑情绪减轻了不少，很多纠结的事情终于想明白了，也学到了应对的具体方法，回去之后一定积极尝试，努力改善，并且会配合在线指导，做科学的自我评估。

案例 3

本文记录了一位抑郁情绪的求助者的电话咨询案例，通过收集基本信息，做出初步评估后，运用认知疗法和音乐疗法，对求助者进行咨询干预，使其抑郁情绪获得了一定程度的缓解。

（一）一般资料

刘女士，26 岁，某公司部门经理，未婚。外地人，独自在本市工作生活。两个月之前在专科医院确诊中度抑郁，服药治疗至今。因近期突发新冠肺炎疫情，公司延迟复工，感到悲观失望，精神无法振作，易哭泣，觉得活着没意思，之前略有好转的失眠、食欲不振等症状再次加重，打来热线电话咨询。

（二）主诉与个人陈述

刘女士说："我这几天根本睡不着，突然之间就流泪了，心情特别不好。我的抑郁症可能好不了了，现在又出了这么大的病毒传染问题，你说活着怎么那么难呢？我每天看着那些新闻就心里发堵，不看又担心，纠结死了。我还这么年轻，还没有结婚，交往3年的男朋友半年前分手了。公司也不知道什么时候能上班，上班也不知道会是什么样的状况，想到这些真是觉得活着没劲，还不如早点死了，不受这些罪了。"

（三）评估与诊断

评估：求助者中度抑郁治疗期间，因社会突发事件导致症状再次加重；又远离家乡独自在外地居住，缺少家人陪伴等有效的社会支持系统。

电话指导运用焦虑和抑郁90秒4问题询问法，而后在线PHQ-9抑郁症筛查量表进行初步测量。

综合测量结果和临床资料的收集，最终诊断：中度抑郁伴发焦虑情绪。

（四）咨询目标的确定

根据以上评估与诊断以及当下疫情的特殊形势，和求助者协商确定本次电话咨询的目标如下：

1. 运用认知疗法对刘女士曲解的观念进行识别、检验和改正。

2. 运用音乐疗法帮助刘女士缓解负面情绪。

（五）咨询过程

1. 针对刘女士的曲解观念，诸如"我的抑郁症好不了了"等，进行解释指导，帮助其建立正确积极的观念。

2. 和刘女士协商，选择她喜欢的 3 首曲子，其中一首哀怨低沉，一首舒缓柔和，一首愉快激昂。

3. 引导刘女士做 5 分钟放松训练，摒弃杂念和干扰，集中注意力于音乐，与音乐产生共鸣。

4. 配合第一首哀怨低沉的乐曲，帮助刘女士宣泄内心的消极情绪。在恰当的时候播放舒缓柔和的乐曲，缓和心理冲突状态。最后播放愉快激昂的乐曲，帮助她强化内心积极的心理情感力量。

5. 音乐播放完毕，和刘女士进行了讨论，让她充分表达自己的感受。

6. 指导在线 SCL-90 量表、焦虑自评量表（SAS）、抑郁自评量表（SDS）的使用方法，后面将继续提供在线指导。

（六）咨询效果评估

经过电话咨询之后，刘女士表示自己的情绪好了很多，学习的方法会尝试练习，会继续寻求在线帮助，配合在线指导，做科学的自我评估和自我治疗。

案例 4

本文记录了一位因新冠肺炎疫情引发睡眠障碍的求助者的电话咨询案例，通过电话收集基本信息，做出初步评估后，运用情感转移疗法，对求助者进行咨询干预，使其睡眠障碍得到了良好的改善。

（一）一般资料

陈先生，48 岁，自营企业老板，已婚，爱人是自己公司的财务经理，女儿 22 岁，在外地上大学。夫妻感情良好，家庭和睦。因近期突发新冠肺炎疫情，女儿滞留外地未能及时返回。最近一周多的时间，陈先生每晚难以入睡，睡着后多梦，醒来精神差，白天无精打采，所以打来热线电话咨询。

（二）主诉与个人陈述

陈先生说："我最近一直睡不好，孩子没回来我心里很惦记。我知道她很好，没有生病，生活也没有什么问题，就是很想念她。说不担心是假的，但是，我也没办法。睡不着的时候心里难受，胡思乱想，睡着了就总做梦，特别累。白天无精打采的，什么也不想做，也不想吃饭。生意也做不了了，这倒不是最要紧的，关键我总是想很多不好的事情，我希望我爱人能了解我的想法，可我不知道怎么和我爱人说，也怕影响她的情绪。"

（三）评估与诊断

评估：求助者近一周以来表现出睡眠障碍、厌食与轻度焦虑情绪，但未泛化，主要是由近期发生的疫情和思念女儿的焦虑导致的，有良好的自知和较强的求助愿望。

在线指导运用焦虑 90 秒 4 问题询问法进行测量。

综合测量结果和临床资料的收集，最终诊断：一般心理问题——焦虑情绪。

（四）咨询目标的确定

根据以上评估与诊断，和求助者协商确定本次电话咨询的目标如下：

1. 运用情感转移疗法，获得求助者妻子的配合，进行夫妻共同咨询。

2. 学习简单的自我催眠方法，帮助陈先生学会如何进入放松状态，逐渐改善睡眠状况。

（五）咨询过程

1. 首先通过分别沟通和提前确认，组织陈先生和妻子一起利用电话免提，进行共同咨询。

2. 指导陈先生倾诉自己心中的情绪，倾诉不仅仅是情绪的宣泄，更重要的是对自己的认知进行觉察和调整。妻子表达了理解和支持，陈先生感受到了释放和解脱。

3. 指导陈先生学习自我催眠的方法，建议他每日多次进行练习。

4. 建议陈先生在家里根据自己的兴趣爱好和实际条件做一些让自己兴奋及高兴的活动，帮助自己改善状况。

5. 指导在线焦虑自我评估量表（SAS）的使用方法，后面将继续提供在线指导。

（六）咨询效果评估

经过电话咨询之后，陈先生表示自己不觉得焦虑了，也学到了应对的具体方法，回去之后一定积极尝试，并且会配合在线指导，继续自我改善。

（一）一般资料

王先生，31 岁，办公室职员，未婚。因近期突发新冠肺炎疫情，
单位延迟复工。从得知疫情开始，王先生就开始感到紧张，总担心
自己会被感染，每天反复洗手，洗得手快要破了还是停不下来，不
但不敢出门，在家里也不敢轻易触碰物品，所以在线咨询。

（二）主诉与个人陈述

王先生说："自从知道这个事情之后我就特别紧张，我们单位
是个有几百个职工的大公司，大家每天都在一栋楼里办公，而且部
门之间接触频繁，怎么保证没有潜伏的感染人员呢？每天看着确诊
人数上升，我都要担心死了，就怕哪天宣布我身边的同事或者朋友
也有确诊的，那我可怎么办呢？我现在不敢出门，我总觉得外边的
人都是病毒携带者，我害怕碰见人，熟人也不敢见。在家里我也觉

得不安全，病毒会不会在空气里呢，不通风屋里空气不好，通风后病毒进来怎么办？我知道我这样想是没有必要的，可是就是担心，反反复复地想，一担心就想洗手，停不下来地洗。"

（三）评估与诊断

评估：求助者近几天表现出明显的强迫思维和强迫行为，反复洗手，知道没有必要就是停不下来，主要是对近期发生的疫情和对自身健康的担心，反复思考、反复洗手，自己不能控制。

在线指导运用 SCL-90 量表及焦虑自评量表（SAS）进行测量。

综合测量结果和临床资料的收集，最终诊断：有强迫症状。

（四）咨询目标的确定

根据以上评估与诊断以及当下疫情的特殊形势，和求助者协商确定本次电话咨询的目标如下：

1. 帮助王先生梳理自己焦虑的情境具体都有什么，为什么担心，对担心的程度进行分析等。

2. 采取系统脱敏疗法，学习简单的放松方法，降低焦虑程度，逐渐改善强迫状况。

（五）咨询过程

1. 建立焦虑的等级层次

（1）找出所有王先生感到焦虑的事件，按严重程度由高到低分别是见熟人、路遇陌生人、出门买东西、出门遛弯、在家里干家务、在家里待着什么都不干。

（2）将焦虑事件的等级程度按照从小到大的顺序排列评分，逐一探讨分析。

2. 放松训练。由于电话咨询的局限，尝试进行了动作要领指导，指导王先生自行练习，并报告自我感受。

3. 指导王先生按照建立的焦虑或恐惧等级由低到高的顺序，逐级进行脱敏训练。在某一等级中如果产生焦虑情绪就运用放松训练进行对抗，反复多次后，直至达到最高级的恐惧事件也不出现惊恐反应或反应轻微而能忍耐为止。

4. 反复指导练习，要求在家每日进行练习，每次半小时左右，每天1—2次。

5. 配合咨询者后续在线指导，进行不断地想象和放松练习，并且结合疫情发展情况进行实地适应训练。

6. 指导在线 SCL-90 量表的使用方法，后面将继续提供在线指导。

（六）咨询效果评估

经过电话咨询之后，王先生表示自己的担心缓解了一些，今天学习的方法感觉很好，之后一定按时练习，努力改善，并且会配合在线指导，做科学的自我治疗。

案例 6

本文记录了一位因新冠肺炎疫情引发不良情绪的求助者的电话咨询案例，通过电话收集基本信息，做出初步评估后，运用认知疗法技术，对求助者进行咨询干预，使其不良情绪获得了一定程度的缓解。

（一）一般资料

杜先生，51 岁，普通职员，已婚，妻子是家庭主妇，儿子读大学三年级。夫妻感情良好，家庭和睦。因近期突发新冠肺炎疫情，本人工作单位延迟复工，儿子的学校延迟开学。对于当前的疫情，杜先生感到心情烦躁，不知所措，对于疫情未来的发展和可控性没有确定感，对于网络上的谣言感到恐慌，所以打来热线电话咨询。

（二）主诉与个人陈述

杜先生说："最近这段时间心里特别烦，每天看着电视和手机里的这些消息，我都要吓死了。今天说病毒从蝙蝠身上来的，明天说宠物身上也有，后天干脆说空气里都有病毒。那天看一个消息说，自来水都不安全了，你说吓人不吓人啊。这些消息有人说是谣言，可是我觉得宁可信其有不可信其无呀。万一是真的呢！国家到现在也没有治疗的办法，我们老百姓可怎么办啊？我们就是普通打工的，我还要供儿子上学，他妈妈早就不上班了。要是这波疫情不结束，我不能正常上班，我们的生活可怎么办啊！"

（三）评估与诊断

评估：求助者近期表现出心情烦躁，对疫情和未来的生活表示担忧，但是没有泛化，也没有不良躯体症状和进一步的情绪表现，有良好的自知和较强的求助愿望。

在线指导运用焦虑90秒4问题询问法、抑郁90秒4问题询问法进行测量，无症状。

综合测量结果和临床资料的收集，最终诊断：一般不良情绪。

（四）咨询目标的确定

根据以上评估与诊断，和求助者协商确定本次电话咨询的目标如下：

1. 梳理不良情绪产生的原因，分析导致不良情绪产生的具体事件和本人的不合理信念，帮助其进行识别、检验和改正。

2. 介绍在线量表的使用方法，后面可继续提供在线指导。

（五）咨询过程

1. 倾听杜先生最担心的事件，主要集中在信息量过大、无法快速分辨信息真伪、对自己和家人健康的担心以及对疫情控制时间的不确定性上。

2. 帮助杜先生分析一般谣言的特点和官方信息的获取途径，针对杜先生"宁可信其有"的不合理信念进行分析和指导，帮助他建立正确的信念，客观看待目前发生的情况。

3. 引导他看到国家、社会各界人士都积极投入到这场防控疫情的战役之中，相信我们一定能够取得最终的胜利。我们虽然是普通人，也仍然可以尽己所能做出贡献。例如：少出门，照顾好自己和家人，不信谣、不传谣等。

4. 指导在线评估量表的使用方法，后续将继续提供在线指导。

（六）咨询效果评估

经过电话咨询之后，杜先生表示自己的心情好多了，认识到应该采取积极的态度看待当前的事件，也学到了应对的具体方法，回去之后一定努力改善，并且会配合在线指导，做科学的自我评估。

案例 7

本文记录了一位因新冠肺炎疫情引发心理压力的医护人员求助者的电话咨询案例,通过收集基本信息,做出初步评估后,运用支持性心理治疗,对求助者进行咨询干预,使其心理压力获得了一定程度的缓解。

(一)一般资料

付女士,36 岁,某综合医院呼吸科护士,已婚,丈夫是某科技公司经理,女儿 8 岁。夫妻感情良好,家庭和睦。因近期突发新冠肺炎疫情,医院内的工作量增大,付女士非常疲劳和紧张,对新闻里医护工作者的信息特别关注,有时为同行的英雄行为骄傲感动,有时又为医护人员被误解、被感染甚至死亡,感到无助和悲伤。

近期发生了因病患家属不理解医生而引发的冲突,导致她心情低落。同时也担心自己和家人的健康,想做好本职工作,又愧疚于对家人疏于照顾,也害怕家人担心自己,陷入焦虑、自责和压抑的心理状态,所以打来热线电话咨询。

（二）主诉与个人陈述

付女士说："最近我的心情一直波动，时而兴奋，时而低落。我们虽然不是一线的门诊医院，但是也加入了这次抗击疫情的战斗。很多同事都写了请愿书，申请支援一线的同志们。我们留在后方的人员也都每天加紧工作，做好方方面面的保障准备，随时投入战斗。

"但是说实话，工作量太大了，一下子增加了很多，防护升级，消毒作业量是平时的几倍，赶上春节，很多外地同事还没有回来，回来也要先自动隔离，人手根本不够。我们医院很多部门特别是我们呼吸科，几乎满负荷运转。可有时候还是会遇到不理解我们的患者。

"今天就有一个陪着妈妈来看病的男士，可能是登记筛查的内容比较多，等待治疗的时间有点久了，他突然抓住我就嚷，大夫怎么这么慢，现在都什么时候了，你们还这么磨磨蹭蹭的，是拿我们病人不当人吗？他当时因为激动，戴的口罩掉了半边，我好心提醒他戴好口罩有话慢慢说。他更激动了，说，你们防护得倒是挺严实的，我妈要是看不好，你们也别想好，要死大家一起死。说着就来扯我的防护服。当时把我吓得拼命躲，才挣脱开。

"后来旁边的候诊病人都帮着劝，保安也及时赶到了，我们科室领导也赶来了，安抚了好半天才算平息了这个事情。我当时没表现出怎么样，继续坚持工作了。可是下班的路上我忍不住哭了好半天。我不想对领导和同事哭，他们都很坚强，也都已经很疲惫了；我也不敢对家里人哭，怕他们担心我。"

（三）评估与诊断

评估：求助者在电话中表现出过度紧张和疲劳，陷入焦虑、委屈、悲伤、压抑和无助、自责的情绪状态。自诉也有饮食和睡眠上的轻度障碍，但未泛化，主要是针对近期因疫情引发的多方面事件的自我反应，有良好的自知力和较强的求助愿望。

在线指导运用焦虑 90 秒 4 问题询问法、抑郁 90 秒 4 问题询问法和社会功能缺陷筛选量表（SDSS）进行测量。

综合测量结果和临床资料的收集，最终诊断：一般心理问题。

（四）咨询目标的确定

根据以上评估与诊断以及当下疫情的特殊形势，和求助者协商确定本次电话咨询的目标如下：

1. 运用支持性心理治疗缓解求助者情绪，梳理引发情绪的具体问题，并提出改善的指导建议。

2. 介绍在线量表的使用方法，帮助其后续稳固心理状态，使其情绪和身体状况逐渐改善。

（五）咨询过程

1. 运用支持性心理治疗，耐心倾听付女士的诉说，鼓励她抒发心中的情绪。

2. 分析负面情绪是由多个负性事件集中发生而导致的，对其进行合理解释和指导。

例如，病患家属的过激行为是基于他的错误认知导致的冲动行为，大多数人站在医护人员的角度给予信任、理解和帮助，要看到少数人的行为终究是少数，更多的时候世界和社会还是温暖的。

对战胜疫情不断增强信心和动力，医护人员不是孤立无援的，全国人民都是你们的坚强后盾，国家不会忘记，人民不会忘记，我们一定能取得这场战役的最终胜利。

既然爱家人就更要为了家人保护自己、坚强自己，将自责转化为抵抗疫情的战斗决心和动力，等等。

3. 诱导付女士充分进行表达和疏导宣泄，减轻其痛苦和烦恼。

4. 建议付女士利用一切可以利用的时间放松身心，听轻松愉悦的音乐，看幽默搞笑的视频等，促进身心放松。多和家人适度沟通，不要过度压抑，家人的帮助与关爱、家庭的温暖与支持会对自身的情绪调节起到非常大的作用。

5. 指导在线 SCL-90 评估量表和焦虑自评量表（SAS）的使用方法，后面将继续提供在线指导。

（六）咨询效果评估

经过电话咨询之后，付女士表示自己的心理压力缓解了很多，情绪平稳多了，又重新恢复了信心和斗志，也学到了应对的具体方法，之后一定积极尝试，努力调节，并且会配合在线指导，做科学的自我评估和改善。

第八章

求助者心理状况程度
评估及筛查内容

一　心理评估的定义

采用心理学理论与方法，对人的心理、行为及精神价值观进行全面、系统和深入的客观描述评估的过程，这一过程称为心理评估。量表评定法是评估情绪与情感较客观的方法。

二　心理评估的目的及分类

评估求助者的心理过程，发现现存或潜在的心理或精神健康问题，为心理干预提供依据。按心理干预的时间顺序分为首期筛查、复核筛查、后期筛查或自测量表、转介时筛查。心理干预首期心理评估量表一定要简洁，后期自评量表要可靠实用。

（一）首期筛查

焦虑 90 秒 4 问题询问法，抑郁 90 秒 4 问题询问法。

（二）复核筛查

焦虑自评量表（SAS）、PHQ-9 抑郁症筛查量表。

（三）后期筛查或自测量表

SCL-90 量表、焦虑自评量表（SAS）、抑郁自评量表（SDS）。

（四）转介时筛查

社会功能缺陷筛选量表（SDSS）、自杀风险评估量表（NGASR）。

三 求助者心理状况程度具体评估方法

（一）首期筛查

根据中华医学会 2016 年发布的《综合医院焦虑、抑郁与躯体化症状诊断治疗的专家共识》，咨询师要在最短的时间，以最简洁的问题确定甄别求助者常见焦虑抑郁情绪。

1. 焦虑 90 秒 4 问题询问法：

（1）您认为您是一个容易焦虑或紧张的人吗？

（2）最近一段时间，您是否比平时更感到焦虑或忐忑不安？

（3）是否有一些特殊场合或情境（比如疫情）更容易让您紧张、焦虑？

（4）您曾经有过惊恐发作吗？即突然出现强烈不适感或心慌、眩晕，感到憋气或呼吸困难等症状？

焦虑情绪识别要点：4 问题存在两项或以上为阳性，有确定焦虑情绪，要进一步核查程度。躯体化症状包括其自述中过分担心、害怕、烦躁、坐立不安、失眠、颤抖、身体发紧僵硬。

2. 抑郁 90 秒 4 问题询问法：

（1）过去几周（或几月）您是否感到无精打采、伤感，或对生活的乐趣减少了？

（2）除了不开心之外，是否比平时更悲观或想哭？

（3）您经常早醒吗？（事实上您并不需要那么早醒来。）

（4）您近来是否经常想到活着没意思？

抑郁情绪识别要点： 4 问题存在两项或以上为阳性，有确定抑郁情绪，要进一步核查程度。躯体化症状包括自述情绪低落、兴趣和愉悦感丧失、精力不足或疲劳感以及自伤或自杀观念 / 行为。

疑病症的诊断标准：

- ●以疑病症状为主要临床表现，并过分关注自身健康状况。
- ●伴有焦虑、抑郁症状。
- ●工作、学习和做家务能力下降。
- ●病程在 6 个月以上。
- ●排除精神分裂症、内源性抑郁症及所怀疑的躯体疾病。

恐惧症的诊断标准：

（1）符合神经症的诊断标准。

（2）以恐惧为主，需符合以下4项：

①对某些客体或处境有强烈恐惧，恐惧的程度与实际危险不相称；②发作时有焦虑和自主神经症状；③有反复或持续的回避行为；④知道恐惧过分、不合理，或不必要，但无法控制。

（3）对恐惧情景和事物的回避必须是或曾经是突出症状。

（4）排除焦虑症、分裂症、疑病症。

判断正常与异常的心理活动三原则：

（1）主客观世界的统一性（有自知力/无自知力）。

（2）精神活动的内在协调一致性［心理过程（知、情、意）之间协调一致］。

（3）个性的相对稳定性（没有外部原因，人格的稳定性出了问题）。

一般心理问题：

原因：由现实因素而产生，内心冲突，体验到不良情绪（如厌烦、后悔、懊丧、自责等）。

时间：不间断持续满一个月，间断持续两个月。

程度：

（1）可控：不良情绪反应仍在相当程度的理智控制下，始终能保持行为不失常。

（2）社会功能缺陷：基本维持正常生活、学习、社会交往和工作，但是效率有所下降。

（3）未泛化：不良情绪的激发因素仅仅局限于最初事件，即便是与最初事件有联系的其他事件，也不引起此类不良情绪。

严重心理问题：

原因：较为强烈的、对个体威胁较大的现实刺激，体验着痛苦情绪。

时间：间断或者不间断持续在两个月以上，半年以下。

程度：

（1）不可控：多数情况下，会短暂地失去理性控制；单纯地依靠自然发展或非专业性的干预，却难以解脱。

（2）社会功能缺陷：对生活、工作、社会交往都有一定程度的影响。

（3）泛化：痛苦情绪不但能被最初的刺激引起，而且与最初刺激相类似、相关联的刺激，也可以引起此类痛苦。

（二）复核筛查

1. 复核焦虑情绪程度评估

推荐使用焦虑自评量表（SAS），含有 20 个项目，分为 4 级评分，用于评出焦虑求助者的主观感受。

（1）项目、定义和评分标准。

SAS 主要评定项目所定义的症状出现的频率，其标准如下："1"为没有或很少时间；"2"为小部分时间；"3"为相当多的时间；"4"为绝大部分或全部时间。（其中"1""2""3""4"均指计分分数。）

（2）适用对象为具有焦虑症状的成年人。

（3）评定的时间范围，应强调是"现在或过去一周"。

（4）在评定结束时，咨询师应仔细检查一下自评结果，应提醒求助者不要漏评任一个项目，也不要在相同一个项目里打两个钩（即不要重复评定）。

（5）SAS应在开始治疗前由求助者评定一次，然后至少应在治疗后（或研究结束时）再让他自评一次，以便根据SAS总分变化来分析求助者症状的变化情况。

焦虑自评量表（SAS）

填表注意事项：下面有20条文字（括号中为症状名称），请仔细阅读每一条，把意思弄明白，每一条文字后有4级评分，"1""2""3""4"分别表示：没有或很少时间；小部分时间；相当多的时间；绝大部分或全部时间。然后根据您最近一星期的实际情况，在对应的分数下画"√"，其中15个正向评分，5个（带＊号）反向评分。

1. 我觉得比平时容易紧张和着急（焦虑）	1 2 3 4
2. 我无缘无故地感到害怕（害怕）	1 2 3 4
3. 我容易心里烦乱或觉得惊恐（惊恐）	1 2 3 4
4. 我觉得我可能将要发疯（发疯感）	1 2 3 4
＊5. 我觉得一切都很好，也不会发生什么不幸（不幸预感）	4 3 2 1
6. 我手脚发抖、打战（手足颤抖）	1 2 3 4
7. 我因为头痛、颈痛和背痛而苦恼（躯体疼痛）	1 2 3 4

8. 我感觉容易衰弱和疲乏（乏力）	1	2	3	4
*9. 我觉得心平气和，并且容易安静坐着（静坐不能）	4	3	2	1
10. 我觉得心跳得快（心悸）	1	2	3	4
11. 我因为一阵阵头晕而苦恼（头昏）	1	2	3	4
12. 我有晕倒发作，或觉得要晕倒似的（晕厥感）	1	2	3	4
*13. 我呼气、吸气都感到很容易（呼吸困难）	4	3	2	1
14. 我手脚麻木和刺痛（手足刺痛）	1	2	3	4
15. 我因胃痛和消化不良而苦恼(胃痛或消化不良)	1	2	3	4
16. 我常常要小便（尿意频数）	1	2	3	4
*17. 我的手常常是干燥温暖的（多汗）	4	3	2	1
18. 我脸红发热（面部潮红）	1	2	3	4
*19. 我容易入睡并且一夜睡得很好（睡眠障碍）	4	3	2	1
20. 我做噩梦（噩梦）	1	2	3	4

● 结果分析

　　焦虑自评量表的主要统计指标为总分。求助者评定结束后，将20个项目的得分相加，即得总粗分。总粗分的正常上限参考值为41分。标准分等于总粗分乘以1.25后的整数部分，分值越小越好。标准分正常上限参考值为53分。标准分53—62分为轻度抑郁，63—72分为中度抑郁，72分以上为重度抑郁。

● 应用评价

　　（1）SAS能较准确地反映有焦虑倾向的求助者的主观感受。

不同精神疾患的 SAS 总分（标准分）

诊断	例数	总分均值	标准差
焦虑症	22	58.7	13.5
精神分裂症	25	46.4	12.9
抑郁症	96	50.7	13.4
人格障碍	54	51.2	13.2
正常对照	100	33.8	5.9

（2）对中国（不含港澳台地区）1158 例常模测试结果的分析表明，正评 15 项均值为 1.29+0.98；反评 5 项目均值为 2.08+1.71；20 项总分均值为 29.78+0.46，可作为常模总分均值之上限。

1158 例常模	正评 15 项	反评 5 项	总 20 项
常模分数	1.29+0.98	2.08+1.71	29.78+0.46

2. 复核抑郁情绪程度评估

推荐使用 PHQ-9 抑郁症筛查量表，简单实用，具有双重作用。条目仅 9 个，只有很多量表的一半长，却有相似的信效度，既可以作为筛查手段，也可以评估抑郁严重程度。

PHQ-9 抑郁症筛查量表

序号	项目	没有	有几天	一半以上时间	几乎天天
1	做事时提不起劲或没有兴趣	0	1	2	3
2	感到心情低落、沮丧或绝望	0	1	2	3
3	入睡困难、睡不安稳或睡得过多	0	1	2	3
4	感觉疲倦或没有活力	0	1	2	3
5	食欲不振或吃太多	0	1	2	3
6	觉得自己很糟糕或觉得自己很失败，或让自己、家人失望	0	1	2	3
7	对事物专注有困难，例如看报纸或看电视时	0	1	2	3
8	行动或说话速度缓慢到别人已经察觉；或刚好相反，变得比平日更烦躁或坐立不安，动来动去	0	1	2	3
9	有不如死掉或用某种方式伤害自己的念头	0	1	2	3
总分					

● 评分标准及注意事项：

（1）总分为：

0—4　没有抑郁症；

5—9　可能有轻微抑郁症（心理干预：随访时重复PHQ-9测量）；

10—14　可能有中度抑郁症（转介心理医生）；

15—19　可能有中重度抑郁症（转介心理医生）；

20—27 可能有重度抑郁症（转介心理医生）。

（2）总分10分以上的测试者，需结合使用抑郁自评量表（SDS）。

（3）项目1、项目4、项目9中任意一项得分大于1（即选择2、3）时，需要关注。

（4）项目1与项目4，代表着抑郁的核心症状。

（5）项目9代表有自伤意念，症状明显者必须转介、转诊到精神专科医院进行医学治疗。

（三）后期筛查

1. SCL-90 量表

（1）SCL-90 量表共有 90 个项目，包含有较广泛的精神病症状学内容，从感觉、情感、思维、意识、行为直至生活习惯、人际关系、饮食睡眠等，均有涉及，并采用 10 个因子分别反映 10 个方面的心理症状情况。

请在每题后的 5 个方框中选择一格，并标记。其中"无"计 1 分，"轻度"计 2 分，"中度"计 3 分，"相当重"计 4 分，"严重"计 5 分。

症状	无	轻度	中度	偏重	严重
1. 头痛	☐	☐	☐	☐	☐
2. 神经过敏，心中不踏实	☐	☐	☐	☐	☐
3. 头脑中有不必要的想法或字句盘旋	☐	☐	☐	☐	☐
4. 头晕或晕倒	☐	☐	☐	☐	☐

（续表）

症状	无	轻度	中度	偏重	严重
5. 对异性的兴趣减退	☐	☐	☐	☐	☐
6. 对旁人责备求全	☐	☐	☐	☐	☐
7. 感到别人能控制您的思想	☐	☐	☐	☐	☐
8. 责怪别人制造麻烦	☐	☐	☐	☐	☐
9. 忘性大	☐	☐	☐	☐	☐
10. 担心自己的衣饰是否整齐及仪态是否端正	☐	☐	☐	☐	☐
11. 容易烦恼和激动	☐	☐	☐	☐	☐
12. 胸痛	☐	☐	☐	☐	☐
13. 害怕空旷的场所或街道	☐	☐	☐	☐	☐
14. 感到自己的精力下降，活动减慢	☐	☐	☐	☐	☐
15. 想结束自己的生命	☐	☐	☐	☐	☐
16. 听到旁人听不到的声音	☐	☐	☐	☐	☐
17. 发抖	☐	☐	☐	☐	☐
18. 感到大多数人都不可信任	☐	☐	☐	☐	☐
19. 胃口不好	☐	☐	☐	☐	☐
20. 容易哭泣	☐	☐	☐	☐	☐
21. 同异性相处时感到害羞不自在	☐	☐	☐	☐	☐
22. 感到受骗、中了圈套或有人想抓住您	☐	☐	☐	☐	☐
23. 无缘无故地突然感到害怕	☐	☐	☐	☐	☐
24. 不受控制地发脾气	☐	☐	☐	☐	☐
25. 怕单独出门	☐	☐	☐	☐	☐
26. 经常责怪自己	☐	☐	☐	☐	☐
27. 腰痛	☐	☐	☐	☐	☐

（续表）

症状	无	轻度	中度	偏重	严重
28. 感到难以完成任务	☐	☐	☐	☐	☐
29. 感到孤独	☐	☐	☐	☐	☐
30. 感到苦闷	☐	☐	☐	☐	☐
31. 过分担忧	☐	☐	☐	☐	☐
32. 对事物不感兴趣	☐	☐	☐	☐	☐
33. 感到害怕	☐	☐	☐	☐	☐
34. 感情容易受到伤害	☐	☐	☐	☐	☐
35. 旁人能知道您的私下想法	☐	☐	☐	☐	☐
36. 感到别人不理解您、不同情您	☐	☐	☐	☐	☐
37. 感到人们对您不友好，不喜欢您	☐	☐	☐	☐	☐
38. 做事必须做得很慢以保证做得正确	☐	☐	☐	☐	☐
39. 心跳得很厉害	☐	☐	☐	☐	☐
40. 恶心或胃部不舒服	☐	☐	☐	☐	☐
41. 感到比不上他人	☐	☐	☐	☐	☐
42. 肌肉酸痛	☐	☐	☐	☐	☐
43. 感到有人在监视您、谈论您	☐	☐	☐	☐	☐
44. 难以入睡	☐	☐	☐	☐	☐
45. 做事必须反复检查	☐	☐	☐	☐	☐
46. 难以做出决定	☐	☐	☐	☐	☐
47. 怕乘电车、公共汽车、地铁或火车	☐	☐	☐	☐	☐
48. 呼吸有困难	☐	☐	☐	☐	☐
49. 一阵阵发冷或发热	☐	☐	☐	☐	☐
50. 因为感到害怕而避开某些东西、场合或活动	☐	☐	☐	☐	☐

（续表）

症状	无	轻度	中度	偏重	严重
51. 脑子变空了	☐	☐	☐	☐	☐
52. 身体发麻或感到刺痛	☐	☐	☐	☐	☐
53. 喉咙有哽塞感	☐	☐	☐	☐	☐
54. 感到没有前途、没有希望	☐	☐	☐	☐	☐
55. 不能集中注意力	☐	☐	☐	☐	☐
56. 感到身体的某一部分软弱无力	☐	☐	☐	☐	☐
57. 感到紧张或容易紧张	☐	☐	☐	☐	☐
58. 感到手或脚发重	☐	☐	☐	☐	☐
59. 想到死亡	☐	☐	☐	☐	☐
60. 吃得太多	☐	☐	☐	☐	☐
61. 当别人看着您或谈论您时感到不自在	☐	☐	☐	☐	☐
62. 有一些不属于您自己的想法	☐	☐	☐	☐	☐
63. 有打人或伤害他人的冲动	☐	☐	☐	☐	☐
64. 醒得太早	☐	☐	☐	☐	☐
65. 必须反复洗手、点数目或触摸某些东西	☐	☐	☐	☐	☐
66. 睡得不稳、不深	☐	☐	☐	☐	☐
67. 有摔坏或破坏东西的冲动	☐	☐	☐	☐	☐
68. 有一些别人没有的想法或念头	☐	☐	☐	☐	☐
69. 感到对别人神经过敏	☐	☐	☐	☐	☐
70. 在商店或电影院等人多的地方感到不自在	☐	☐	☐	☐	☐
71. 感到任何事情都很困难	☐	☐	☐	☐	☐
72. 一阵阵恐惧或惊恐	☐	☐	☐	☐	☐

症状	无	轻度	中度	偏重	严重
73. 感到在公共场合吃东西很不舒服	☐	☐	☐	☐	☐
74. 经常与人争论	☐	☐	☐	☐	☐
75. 单独一人时精神很紧张	☐	☐	☐	☐	☐
76. 别人对您的成绩没有做出恰当的评价	☐	☐	☐	☐	☐
77. 即使和别人在一起也感到孤单	☐	☐	☐	☐	☐
78. 感到坐立不安、心神不定	☐	☐	☐	☐	☐
79. 感到自己没有什么价值	☐	☐	☐	☐	☐
80. 感到熟悉的东西变得陌生或不像是真的	☐	☐	☐	☐	☐
81. 大叫或摔东西	☐	☐	☐	☐	☐
82. 害怕会在公共场合晕倒	☐	☐	☐	☐	☐
83. 感到别人想占您的便宜	☐	☐	☐	☐	☐
84. 为一些有关"性"的想法而很苦恼	☐	☐	☐	☐	☐
85. 您认为应该因为自己的过错而受到惩罚	☐	☐	☐	☐	☐
86. 感到要赶快把事情做完	☐	☐	☐	☐	☐
87. 感到自己的身体有严重问题	☐	☐	☐	☐	☐
88. 从未感到和其他人很亲近	☐	☐	☐	☐	☐
89. 感到自己有罪	☐	☐	☐	☐	☐
90. 感到自己的脑子有毛病	☐	☐	☐	☐	☐

● SCL-90 自评量表解释及评分标准

（1）躯体化：包括1、4、12、27、40、42、48、49、52、53、56、58，共12项。体现心血管、胃肠道、呼吸系统、头痛、

肌肉等方面最近有无问题。

（2）强迫症：包括3、9、10、28、38、45、46、51、55、65，共10项。以明知没有必要，但又控制不住自己、反复出现为特征，主要表现在思想观念上和行为上。

（3）人际关系敏感：包括6、21、34、36、37、41、61、69、73，共9项。与他人交往不自在，人际交往能力低下，害怕与人交往，表现出自卑感，严重的导致自闭。

（4）抑郁：包括5、14、15、20、22、26、29、30、31、32、54、71、79，共13项。对生活的兴趣减退，缺乏活动的愿望和动力，表现出悲观失望。其特点是以消极的心态看待问题和自己，严重的产生死亡和自杀的念头。

（5）焦虑：包括2、17、23、33、39、57、72、78、80、86，共10项。表现出紧张、神经过敏，严重的惊恐发作。

这里的焦虑是指当前的或某一特定事物引起的，有明确的对象，时间较短。一般来说，焦虑发展成抑郁时要以药物治疗和心理咨询相结合。

（6）敌对：包括11、24、63、67、74、81，共6项。从思想、情感和行为三方面分析，爱争论、冲动、爆发、摔东西。

（7）恐怖：包括13、25、47、50、70、75、82，共7项。分为社交恐怖和广场恐怖。以社交恐怖居多，表现出内向、害怕与人交往、自卑感强。广场恐怖是指到空旷的地方无缘无故地感到恐怖。

（8）偏执：包括8、18、43、68、76、83，共6项。敌对、猜疑和妄想。

（9）精神病性：包括7、16、35、62、77、84、85、87、88、90，共10项。各种急性的症状和行为，轻度以上的具有分裂性行为方式的特征，表现出精神病性的症状和行为。

（10）其他：包括19、44、59、60、64、66、89，共7项。主要反映睡眠障碍和饮食不良。

SCL-90的统计指标主要为两项，即总分和因子分。

评分标准：

（1）总分超过160分的，提示阳性症状。

（2）阳性项目数超过43项的（43项原始分在2分以上），提示有问题。

（3）因子分共包括10个因子，即所有90个项目分为10大类。每一个因子反映受检者某一方面的情况，因而通过因子分可以了解受检者的症状分布特点。

（4）因子分≥2分的。2—2.9分为轻度心理障碍，3—3.8分为中度心理障碍，3.9分及以上为重度心理障碍。

说明：

本测验适用对象包括初中生至成人（14岁以上）。本测验的目的是从感觉、情感、思维、意识、行为直到生活习惯、人际关系、饮食睡眠等多种角度，评定一个人是否有某种心理症状及其严重程度如何。它对有心理症状的人有较好的区分能力。适用于测查求助者可能有心理障碍，可能有何种心理障碍及其严重程度如何。不适用于躁狂症和精神分裂症。本测验可以自我测查，假如发现得分较高，则应进一步筛查。

分析：

（1）只有 1 项 ≥ 2 分的，如轻度抑郁、中度强迫等。

（2）有 2 项或多项 ≥ 2 分，如果其中有一项是躯体化的，要先分析是躯体不适引起心理问题，还是心理问题引起躯体不适。可以先到医院检查，排除器质性症状后，再做心理咨询。如果是躯体化问题应以临床治疗为主，心理咨询为辅。如果躯体化没有问题，其他有 2 项及以上 ≥ 2 的，要按因子分的高低列出，如果有抑郁、焦虑和精神病性的要分别做 SDS、SAS 测量，以便确诊。

（3）将计算出的结果与常模表比较，从而判断自己的心理健康状态水平。

（4）这个自测是根据最近一周的感觉，其结果也只是表明短期内的心理健康状态。

正常成人 SCL-90 因子分布

项目	X + SD	项目	X + SD
躯体化	1.37 + 0.48	敌意	1.46+0.55
强迫	1.62 + 0.58	恐怖	1.23+0.41
人际敏感	1.65+0.61	妄想	1.43+0.57
抑郁	1.5+0.59	精神病性	1.29+0.42
焦虑	1.39+0.43	阳性项目数	24.92+18.41

注：不含港澳台地区。

中国成人 SCL-90 常模（N=1388）

因子统计指标	躯体化（F1）	强迫（F2）	人际敏感（F3）	抑郁（F4）	焦虑（F5）	敌对（F6）	恐怖（F7）	偏执（F8）	精神病状（F9）	总均分
平均分	1.37	1.62	1.65	1.50	1.39	1.48	1.23	1.43	1.29	1.44
标准差	0.48	0.58	0.51	0.59	0.43	0.56	0.41	0.57	0.42	0.43

注：不含港澳台地区。

全国青年 SCL-90 常模（N=781）

因子统计指标	躯体化（F1）	强迫（F2）	人际敏感(F3)	抑郁（F4）	焦虑（F5）	敌对（F6）	恐怖（F7）	偏执（F8）	精神病状(F9)
平均分	1.34	1.69	1.76	1.57	1.42	1.50	1.33	1.52	1.36
标准差	0.45	0.61	0.67	0.61	0.43	0.57	0.45	0.60	0.47

注：不含港澳台地区；分男（N=724）、女（N=664）全国青年常模。

全国部分地区大学生 SCL-90 常模（N=4141）

因子统计指标	躯体化（F1）	强迫（F2）	人际敏感（F3）	抑郁（F4）	焦虑（F5）	敌对（F6）	恐怖（F7）	偏执（F8）	精神病状（F9）
平均分	1.45	1.99	1.98	1.83	1.64	1.77	1.46	1.85	1.63
标准差	0.49	0.64	0.74	0.65	0.59	0.68	0.53	0.69	0.54

注：不含港澳台地区。

2. 抑郁自评量表（SDS）

抑郁自评量表含有 20 个项目，分为 4 级评分。其特点是使用简便，并能相当直观地反映抑郁者的主观感受。主要适用于具有抑郁症状的成年人，包括门诊及住院求助者。

抑郁自评量表（SDS）

指导语：请仔细阅读下面每一条，根据最近一周的情况，在对应的等级下画"√"，"1"为没有或很少时间；"2"为小部分时间；"3"为相当多时间；"4"为绝大部分或全部时间；带 * 号为反向评分。

问题	选项			
1. 我感到郁闷，情绪低沉	1	2	3	4
*2. 我感到早晨心情最好	4	3	2	1
3. 我要哭或想哭	1	2	3	4
4. 我夜间睡眠不好	1	2	3	4
*5. 我吃东西和平时一样多	4	3	2	1

（续表）

问题	选项			
*6. 我与异性接触时和以往一样感到愉快	4	3	2	1
7. 我感到体重减轻	1	2	3	4
8. 我为便秘烦恼	1	2	3	4
9. 我的心跳比平时快	1	2	3	4
10. 我无故感到疲劳	1	2	3	4
*11. 我的头脑像往常一样清楚	4	3	2	1
*12. 我做事情像平时一样不感到困难	4	3	2	1
13. 我坐卧不安，难以平静	1	2	3	4
*14. 我对未来感到有希望	4	3	2	1
15. 我比平时容易激动生气	1	2	3	4
*16. 我觉得决定什么事很容易	4	3	2	1
*17. 我感到自己是有用的和不可缺少的人	4	3	2	1
*18. 我的生活过得很有意思	4	3	2	1
19. 我认为我死了别人会过得更好	1	2	3	4
*20. 我仍旧喜爱自己平时喜爱的东西	4	3	2	1

结果分析：

指标为总粗分。将 20 个项目的得分相加，即得总粗分。标准分等于总粗分乘以 1.25 后的整数部分。总粗分的分界值为 41 分，标准总分分界值为 53 分。

1. 时间范围：过去一周。

2. 程度划分（以标准分为依据）：

（1）分界值为 53 分；

（2）轻度抑郁：53—62分；

（3）中度抑郁：63—72分；

（4）重度抑郁：72分以上。

（四）转介治疗

1. 社会功能缺陷筛选量表（SDSS）

如果求助者情况比较严重，推荐社会功能缺陷筛选量表（SDSS）、自杀风险评估量表（NGASR）作为转介或转诊的依据。

社会功能缺陷筛选量表（SDSS）

指导语：以下是一些简单的问题，目的是了解受检者在家中和工作单位的一些情况，他（她）能不能做到他应该做的，在这些方面是否存在问题或困难。

项目	无缺陷	有些缺陷	严重缺陷	不适合
1. 职业和工作	0	1	2	9
2. 婚姻职能	0	1	2	9
3. 父母职能	0	1	2	9
4. 社会性退缩	0	1	2	9
5. 家庭外的社会活动	0	1	2	9
6. 家庭内活动过少	0	1	2	9
7. 家庭职能	0	1	2	9
8. 个人生活自理	0	1	2	9
9. 对外界的兴趣和关心	0	1	2	9
10. 责任心和计划性	0	1	2	9
总分：				

● 评分标准及注意事项

SDSS 含 10 个项目，采用 3 级评分法："0"为无异常，或仅有不引起抱怨 / 问题的极轻微缺陷；"1"确有功能缺陷；"2"为严重的功能缺陷。各项目包括的内容和具体评分标准如下：

1. 职业和工作：指工作和职业活动的能力、质量和效率，遵守纪律和规章制度，完成生产任务，在工作中与他人合作等。（1）水平明显下降，出现问题，或需减轻工作；（2）无法工作，或在工作中发生严重问题，可能或已经被处分。

2. 婚姻职能：仅评已婚者。指夫妻间相互交流，共同处理家务，对对方负责，彼此相爱、支持和鼓励对方。（1）有争吵，不交流，不支持，逃避责任；（2）经常争吵，完全不理对方，或夫妻关系濒于破裂。

3. 父母职能：仅评有子女者。指对子女的生活照顾，情感交流，共同活动，以及关心子女的健康和成长。（1）对子女不关心或缺乏兴趣；（2）根本不负责任，或不得不由别人替他/她照顾孩子。

4. 社会性退缩：指主动回避和他人交往。（1）确有回避他人的情况，经说服仍可克服；（2）严重退缩，说服无效。

5. 家庭外的社会活动：指和其他家庭及社会的接触和活动，以及参加集体活动的情况。（1）不参加某些应该且可能参加的社会活动；（2）不参加任何社会活动。

6. 家庭内活动过少：指在家庭中不干事也不与人说话的情况。

（1）每天至少有 2 小时什么也不干；（2）几乎整天什么都不干。

7. 家庭职能：指日常家庭中应起的作用，如分担家务，参加家庭娱乐，讨论家庭事务等。（1）不履行家庭义务，较少参加家庭活动；（2）几乎不参加家庭活动，不理家人。

8. 个人生活自理：指保持个人身体、衣饰、住处的整洁，大小便习惯，进食等。（1）生活自理差；（2）生活不能自理，影响自己和他人。

9. 对外界的兴趣和关心：了解和关心单位、周围、当地和全国的重要消息和新闻。（1）不大关心；（2）完全不问不闻。

10. 责任心和计划性：关心本人及家庭成员的进步，努力完成任务，发展新的兴趣或计划。（1）对进步和未来不太关心；（2）完全不关心进步和未来，没有主动性，对未来不考虑。

评定的依据重点基于对知情人的询问。评定员一次询问平均需时 5—8 分钟。若干项目有些受检者可能不适用，如未婚者的第 2 项和第 3 项评定，可记"9"，不计入总分。原规定评定时范围为最近一个月。一次评定需 5—10 分钟。

SDSS 的统计指标为总分和单项分。总分≥2 分，为有社会功能缺陷。

高分提示社会功能受损严重，必要时转介、转诊到精神专科医院进行医学治疗。

2. 自杀风险评估量表（NGASR）

消极言语、自伤自杀行为的评估推荐使用自杀风险评估量表（NGASR）。

自杀风险评估量表（NGASR）

姓名：　　　　性别：　　　年龄：　　　　　　年　月　日

1. 绝望感	1 有	2 无
2. 近期负性生活事件	1 有	2 无
3. 被害妄想或有被害内容的幻听	1 有	2 无
4. 情绪低落、兴趣丧失或愉快感缺乏	1 有	2 无
5. 人际和社会功能退缩	1 有	2 无
6. 言语流露自杀意图	1 有	2 无
7. 计划采取自杀行动	1 有	2 无
8. 自杀家族史	1 有	2 无
9. 近期亲人死亡或重要的亲密关系丧失	1 有	2 无
10. 精神病史	1 有	2 无
11. 鳏夫／寡妇	1 有	2 无
12. 自杀未遂史	1 有	2 无
13. 社会—经济地位低下	1 有	2 无
14. 饮酒史或酒精滥用	1 有	2 无
15. 罹患晚期疾病	1 有	2 无

● 评分标准和注意事项

绝望感（+3）、近期负性生活事件（+1）、被害妄想或有被害内容的幻听（+1）、情绪低落、兴趣丧失或愉快感缺乏（+3）、人际和社会功能退缩（+1）、言语流露自杀意图（+1）、计划采取自杀行动（+3）、自杀家族史（+1）、近期亲人死亡或重要的亲密关系丧失（+3）、精神病史（+1）、鳏夫／寡妇（+1）、自杀未遂史（+3）、社会—经济地位低下（+1）、饮酒史或酒精滥用（+1）、罹患晚期疾病（+1）。

上述 15 个条目量表根据加分规则得出总分，分数越高代表自杀的风险越高。

总分小于等于 5 分为低自杀风险；6—8 分为中自杀风险；9—11 分为高自杀风险；12 分为极高自杀风险。8 分以上必须转介、转诊到精神专科医院进行医学治疗。

第九章

各级人群心理干预的内容

⚊ 各级人群心理干预的四个阶段

（一）**即时阶段：**扮作关爱求助者的母亲或者父亲，给予简单的心贴心的关怀。用简单温和的语言表达善意的、安全的、我来帮助你的意图，清晰表达情感支持。请求助者讲述经历，但不要强迫（如果他／她愿意说，你就听），鼓励求助者。

（二）**24—28 小时阶段：**咨询师组织 2—4 名同类求助者，主持在线支持性会谈，比如视频会议等（条件符合就组织现场；疫情不允许就组织在线视频）。参与者保证房间的独立和安静，与同类求助者一起进行叙事性的心理干预，重建求助者的内心支持，帮助解决求助者的内疚和怀疑，让他们分享自己的经历。在听完每个人的回忆性陈述后进行心理关怀，解释求助者症状反应的原因，解释症状的功能和生存价值。

（三）**1—15 天阶段：**保证与求助者每天电话或在线联系，对任何微小的进步都给予赞扬和鼓励，阶段性通过量表检查求助者咨询后的症状（情绪、休息、饮食、日常生活情况），回应求助者最关切的问题，鼓励求助者回到日常状态，保持支持系统（所有能利用的资源：父母、朋友、同学等）信息，实现群体鼓励、赞扬。

（四）**16—30 天阶段：**定期保持电话或在线联系，定期通过量表检查求助者咨询后的症状，鼓励求助者自己脱离出来，用一个旁观者的心态观察自己的情绪，冷静客观地面对自己曾经经历过的事件，实现自我修复，找到该事件对求助者自身成长和生命的意义，达成共识。

二　各级人群心理干预的行动策略

（一）咨询师组织求助者开展叙事，指导求助者勇敢面对，叙事本身就是一个脱敏的过程。

（二）咨询师组织求助者宣泄，释放心理压力，如"自由联想"和"保险箱技术"。自由联想是由咨询师引导求助者回忆之前生命历程中所遭遇到的一切经历或精神创伤与挫折，从中发现那些与病情有关的心理因素；保险箱技术是一种负面情绪处理技术，通过对心理上的创伤性材料"打包封存"，来实现个体正常心理功能恢复的效用。

（三）咨询师组织多位求助者或者虚拟其他求助者展现最糟糕的事件，通过与他人进行比较（与更糟的情况相比较），来实现求助者暂时心理平衡。

（四）正确对待对新冠肺炎的恐惧，恐惧是一种普遍的经验，是我们作为有感知生物的一种生命力的反应。可以用系统脱敏中的暴露疗法，找出所有使求助者感到焦虑的疫情事件，并报告出对每一事件他感到恐惧或焦虑的主观程度，这种主观程度可用主观感觉尺度来度量，从最低级到最高级，逐级训练，以达到心理适应。

（五）充分寻找一切家庭资源和社会支持，构建求助者的心理支援。家庭和社会支持是个体对抗应激的可利用外部资源。但是，要注意避免家庭成员的负面暗示作用。例如，家人如果表现极度恐惧和不安，对求助者无疑是一种雪上加霜，甚至多了一群求助者。因此，一般主张家人先接受心理教育，表现良好者才可担当起支持重任。

（六）针对部分案例，要快速转移求助者负面注意力，采用情感转移疗法、合理情绪疗法。例如，咨询者让求助者把注意力全部放在一些让求助者自己感到高兴的事上，求助者自己人生最美好的事、家人的事都可以，只要能让求助者感到快乐就行。激发求助者回忆一些值得感恩的事，或者专注地想象美好的未来，起到激励作用。这种疗法一般不单独使用，而是和其他疗法组合使用。

三　某些地区人群心理特征及干预举例

（一）第一级人群：确诊求助者的心理干预

1. 隔离治疗初期求助者

心理症状： 麻木、否认、愤怒、恐惧、焦虑、抑郁、失望、抱怨、失眠或攻击等。

干预原则： 支持、安慰为主。宽容对待求助者，稳定求助者情绪，及早评估自杀、自伤、攻击风险。

干预措施：

（1）理解求助者出现的情绪反应属于正常的应激反应，做到事先有所准备，不被求助者的攻击和悲伤行为所激怒而失去医生的立场，如与求助者争吵或过度卷入等。

（2）在理解求助者的前提下，除药物治疗外应当给予心理危机干预，如及时评估自杀、自伤、攻击风险，给予正面心理支持，不与求助者正面冲突等。必要时请精神科会诊。解释隔离治疗的重要性和必要性，鼓励求助者树立积极恢复的信心。

（3）强调隔离手段不仅是为了更好地观察治疗求助者，同时是保护亲人和社会安全的方式。解释目前治疗的要点和干预的有效性。

2. 隔离治疗期求助者

心理症状：除上述可能出现的心态以外，还可能出现孤独，或因对疾病的恐惧而不配合、放弃治疗，或对治疗过度乐观和期望值过高等。

干预原则：积极沟通信息，必要时请精神科会诊。

干预措施：

（1）根据求助者能接受的程度，客观如实交代病情和外界疫情，使求助者做到心中有数。

（2）协助与外界亲人沟通，传达信息，建立社会支持系统。

（3）积极鼓励求助者配合治疗的所有行为。

（4）帮助反映问题，尽量改善求助者就医环境。

（5）必要时请精神科会诊。

3. 发生呼吸窘迫、极度不安、表达困难的求助者

　　心理症状：濒死感、恐慌、绝望等。

　　干预原则：安抚、镇静，注意情感交流，增强治疗信心。

　　干预措施：镇定、安抚的同时，加强原发病的治疗，减轻症状。

4. 居家隔离的轻症求助者，到医院就诊的发热求助者

　　心理症状：恐慌、不安、孤独、无助、压抑、抑郁、悲观、愤怒、紧张，被他人疏远躲避的压力、委屈、羞耻感或不重视疾病等。

　　干预原则：健康宣教，鼓励配合，顺应变化。

　　干预措施：

　　（1）协助服务对象了解真实可靠的信息与知识，取信科学和医学权威资料。

　　（2）鼓励积极配合治疗和隔离措施，健康饮食和作息，多进行读书、听音乐、利用现代通信手段沟通及其他日常活动。

　　（3）接纳隔离处境，了解自己的反应，寻找逆境中的积极意义。

　　（4）寻求应对压力的社会支持：利用现代通信手段联络亲朋好友、同事等，倾诉感受，保持与社会的沟通，获得支持鼓励。

　　（5）鼓励使用心理援助热线或在线心理干预等。

　　（6）求助者长期处于压抑、自责、失望、焦虑、烦躁的情绪状态下，生理、心理会受到严重的损害，给予情感转移疗法，通过认知上和行为上的调整，将那些强烈而持久的消极情绪转移。如果效果不明显，可辅助认知疗法，帮助求助者洞察当前问题的原因。

（二）第二级人群：疑似病例求助者的心理干预

心理症状：焦躁、过度求治、频繁转院，或存有侥幸心理、躲避治疗、怕被歧视等。

干预原则：及时宣教、正确防护、服从大局、减少压力。

干预措施：

（1）建议宣教政策，相信医生，密切观察，及早求治。

（2）告知早期采用必要的隔离措施。

（3）服从大局安排，对家人说明情况，并按照规定报告个人情况，以及明白不服从医疗安排的法律风险。

（4）使用各种心理疗法，减少心理应激。

（5）这些咨询者有可能意志力不是很强，可以给予他们暗示治疗，让他们时刻自我暗示"也许是自己弄错了"，并给予情感转移方法，将那些强烈而持久的消极情绪转移。

（三）第三级人群：医护及基层、后勤相关人员的心理干预

心理症状：过度疲劳和紧张，甚至倦怠，焦虑不安、失眠、抑郁、悲伤、委屈、无助、压抑，因病人死亡感到挫败或自责。担心被感染，担心家人，害怕家人担心自己。过度亢奋，拒绝合理的休息，不能很好地保证自己的健康等。

干预原则：帮助自我调节，建议服从组织安排，定时轮岗，有问题寻求帮助。

干预措施：

（1）参与救援前进行心理危机干预培训，了解应激反应，学习应对应激、调控情绪的方法。进行预防性晤谈，公开讨论内心感受；给予支持和安慰；帮助当事人在心理上对应激有所准备。

（2）消除一线医务工作者的后顾之忧，安排专人进行后勤保障，隔离区咨询者尽量定期轮换。

（3）合理排班，安排适宜的放松和休息，保证充分的睡眠和饮食。尽量安排定点医院一线人员在医院附近住宿。

（4）在可能的情况下尽量保持当事人与家人和外界联络、交流。

（5）如出现失眠、情绪低落、焦虑时，应评估其社会功能。持续2周不缓解且影响工作者，需由精神科进行评估诊治。

（6）如已发生心理应激症状，应当及时建议调整工作岗位，寻求精神专业人员介入。

（四）第四级人群：与确诊者密切接触者的心理干预

心理症状：躲避、不安、等待期的焦虑；或盲目勇敢，拒绝防护和居家观察等。

干预原则：宣教、安慰，鼓励借助网络交流。

干预措施：

（1）政策宣教，鼓励面对现实，配合居家观察。

（2）提供正确的信息传播和交流，释放紧张情绪。

（3）咨询者长期过度疲劳和紧张，甚至倦怠，生理、心理会受到严重的损害，给予情感转移疗法，通过认知上和行为上的调整，将那些强烈而持久的消极情绪转移。

（五）第五级人群：有发热症状但不愿公开就医人群的心理干预

心理症状：怕被误诊和隔离，怕在就诊过程中被感染，或缺乏认识、回避、忽视、焦躁等。

干预原则：解释劝导，不批评，支持就医行为。

干预措施：

（1）知识宣教，消除恐惧，不要讳疾忌医。

（2）及早就诊，相信医生，利己利人。

（3）抛除耻感，增强其对就诊过程中科学防护安全性的认识。

（4）此类人群对疾病的认识不够，不愿面对自己发热的事实，原因是缺少相关知识。应给予书籍心理治疗，建议其多阅读有关肺炎的书籍和资料，正面渠道了解肺炎知识。必要时给予音乐治疗，减轻其心理压力。

（六）第六级人群：易感人群及大众的心理干预

心理表现：恐慌、不敢出门、盲目消毒、失望、恐惧、易怒、出现攻击行为或过于乐观、放弃等。

干预原则：健康宣教，指导积极应对，消除恐惧，科学防范。

干预措施:

(1) 正确提供信息及进一步服务的有关信息，不要相信谣言。

(2) 交流、适应性行为的指导，对封城后的生活方式给出建议。

(3) 加强防护措施，不歧视确诊者及疑似患者。

(4) 提醒注意不健康的应对方式（如饮酒、吸烟等）。

(5) 自我识别症状，及时自查、互查，早发现，早诊治。

(6) 当长期处于疫情精神疲乏时，就非常需要精神上的放松，在反复使用后能收到很好的效果。如效果不理想，可以给予系统脱敏法，降低求助者对疫情的敏感度，以达到很好的治疗效果。

(7) 在疫病情况下，家庭、社区无力监管的求助者需住院治疗。

第十章

新冠肺炎疫情防控期间
各种心理咨询、心理治疗方法

一 认知疗法

（一）认知疗法的概述

1. 认知疗法的定义

认知疗法是包括了认知治疗和行为治疗的心理治疗方法，是通过改变个人非适应性的思维和行为模式来减少情绪和行为失调、改善心理问题的一系列心理治疗方法的总和。包括心理咨询常用的合理情绪疗法也是认知疗法的一部分。《英国 NICE 指南》《美国 APA 指南》《加拿大 CANMET 指南》《中国抑郁障碍防治指南》都推荐认知疗法为心理治疗中的首选疗法。

2. 认知疗法的实施

认知疗法常采用认知重建、心理应对、问题解决等技术进行心理辅导和治疗。求助者表达自己的观点，并依照这种观点进行进一步的推理，最后引出矛盾和谬误，从而使其认识到先前认知不合理的地方，并由求助者自己加以改变。

（1）治疗中要求咨询师和求助者均积极主动参与。

（2）形式无论是电话还是在线都争取限时。

（3）治疗的策略是通过言语、文字交谈与行为矫正技术相结合，来帮助求助者识别、检验和改正曲解的观念。

（4）强调对"此时此地"心理和境遇问题的比较，让求助者应用恰当的思考方式，使症状和不适应行为得到改善。

3. 认知疗法需要先激发求助者的改善情绪动机，不是批评，不是挑错，更不是教训人。整个过程中不应该表现出对求助者的压迫性。

针对新冠肺炎疫情的焦虑情绪

焦虑情绪出现的认知主题：

夸大危险：对自己知觉到的危险过度夸大的反应；对新冠肺炎疫情做灾祸性的解释。其认知的内容大部分都是围绕着病毒超级强大、自己必定传染等，他们会有选择性地注意那些集中筛查身体或心理的威胁性信息。

焦虑情绪的核心信念：

我没有信心，我没有能力改变，外界是危险的。核心信念中多以"危险"为主题。危险的核心信念在躯体感觉和认知错解中发挥着重要作用。危险的核心信念带来危险的自动想法，进而引起焦虑。

要从改变认知做起，以合理信念对抗歪曲认知与功能行为；改变归因方式与任务分解；发现核心信念与问题解决；复习、目标和计划、应对挫折和预防复发。

（二）适应症

适用于焦虑情绪、抑郁情绪、强迫情绪等。

⬛ 二　支持性心理治疗

支持性心理治疗利用温和建议、劝告和鼓励等方式来对心理严重受损的求助者进行治疗。目标是维护求助者的自尊感，尽可能减少负面情绪，以及最大限度地提高求助者自信、自我功能和适应技能。常用的技术为倾听、晤谈、解释、指导、疏泄、保证、鼓励和支持等。

（一）实施内容

1. 耐心倾听。首先是认真听取求助者自己的陈述，以了解基本情况和问题的症结，同时通过电话语气和在线措辞，也可使求助者感到有人正在关心和理解他，以初步建立良好的人际接触。

2. 解释指导。对求助者有关躯体和情绪问题给予合适的解释，并可开展针对性的心理教育，对于有关不正确的知识和观念，给予矫正和指导。

3. 疏泄。通过诱导求助者的情绪表达或疏泄，以减轻痛苦或烦恼。

4. 保证。如果求助者不良情绪反复发作为一种慢性化过程，求助者很容易丧失信心。对此，保证对提高求助者的信心特别重要。

5. 鼓励自助。让求助者学会应用治疗过程中所学到的各种知识或技巧，调节自我心理功能，提高自我处理问题的能力。

6. 建立和发展社会支持系统，帮助求助者去发现和寻找各类可动用的心理社会支持源。

7. 要对效果予以阶段性评估，并根据评估结果调整实施方案。

（二）适应症

适合所有不良情绪。

三 音乐疗法

（一）音乐疗法的概述

1. 音乐疗法的定义

音乐治疗是以心理治疗的理论和方法为基础，运用音乐特有的生理、心理效应来进行治疗。特定乐曲的音乐声波频率和声压会引起人体组织细胞发生和谐共振现象，能使人体组织产生共振，这种声波引起的共振现象，会直接影响人的脑电波、心率、呼吸节奏等经历音乐体验，达到消除心理障碍，恢复或增进身心健康的目的。

2. 音乐疗法的实施

音乐治疗方法可分为接受式、即兴式、再创造式等。这方法是运用与音乐相关的手段，如听、唱、演奏、创作、律动等方法和技术，使求助者恢复健康。

3. 音乐疗法的方案举例

抑郁、焦虑情绪缓解：

（1）治疗过程分为三个阶段：首期，咨询师使用忧愁、悲伤、哀怨和深沉的曲调，来激发求助者的不良情绪和内心冲突共鸣，并加以引导，完成对消极情绪的宣泄；中期，当消极情绪释放到一定程度时，求助者内在深处积极的能量将会被唤醒复苏，咨询师开始使用平稳、舒缓、柔和的音乐，以稳定求助者的情感，缓和心理冲突状态；后期，咨询师逐渐用愉快、活泼、高亢、激昂的音乐，以支持和强化求助者内心积极的心理情感力量，激活他们的良性想象力和思维活动，最终帮助求助者挣脱内心心理冲突和抑郁、焦虑情绪。

（2）引导求助者做5分钟的放松训练，摒弃其他杂念和干扰，集中注意力于音乐中，与音乐产生共鸣。咨询师所提供的音乐必须是求助者能接受和喜欢听的。比如年轻人给予现代流行音乐，老年人给予传统经典音乐；文化程度高的可选用高雅音乐，文化程度低的可选用民间音乐、民歌。

（3）音乐疗法的方案通过电话和在线与求助者沟通，然后讨论音乐治疗的收获，求助者表达内心感受，咨询师及时评估效果，调整音乐治疗方案。

（二）适应症

适用于所有不良情绪。

（四） 情感转移疗法

（一）情感转移疗法的概述

1. 情感转移疗法的定义

所谓情感转移疗法，是指通过对认知和行为的调整，将那些强烈而持久的消极情绪转移开去的一种心理疗法。

2. 情感转移疗法的实施

人们对疫情的严重性和危害性都会做出情感的反应，而这种反应超过了一定的程度就会产生负面情绪。如果强行把情感压抑在心中，就会造成心理和生理上的伤害，因此，需要把这种不良的情绪转移开去。

例如，咨询师可以在线设置一个非常有利于互相交流的场景，包括组织求助者向亲朋好友倾诉自己心中的情绪。倾诉，不仅仅是情绪的宣泄，更重要的是对自己的认知进行觉察和调整，让求助者感受到了理解和支持，得到一种解脱的感觉。此外，通过做一些力所能及的事情，比如，根据自己的兴趣爱好和实际条件进行自己喜爱和让自己兴奋高兴的活动，都能起到良好的调节作用。

（二）适应症

适用于具有焦虑、抑郁情绪的人。

（一）放松疗法的概述

1. 放松疗法的定义

放松疗法又称松弛疗法、放松训练，它是一种通过训练有意识地控制自身的心理与生理活动，降低唤醒水平，改善机体紊乱功能的心理治疗方法。

放松训练的三种方法：呼吸放松法（鼻腔呼吸、腹式呼吸、控制呼吸），肌肉放松法，冥想放松法。

2. 各放松疗法的介绍

（1）呼吸放松法

呼吸放松就是要患者学会在紧张、焦虑等情绪出现时，通过主动调节自己的呼吸，使身体得到放松，从而达到改善紧张、焦虑等情绪的目的。

准备动作：呼吸放松有三种准备姿势。坐姿，坐在椅子上，身体挺拔，腹部微微收缩，背不靠椅背，双脚着地，并与肩同宽，排除杂念，双目微闭；卧姿，平地或沙发上，双脚伸直并排，双手自然地伸直，放在身体两侧，排除杂念，双目微闭；站姿，站在地上，双脚与肩同宽，双手自然下垂，排除其他想法，双目微闭。

动作要领：第一步，将注意力集中在肚脐下方，也可以将手放在腹部以集中注意力；第二步，用鼻孔慢慢地吸气，将吸入的空气充满整个肺部，屏住呼吸几秒钟，以便氧气与血管里的浊气进行交换；第三步，用口慢慢呼出空气。重复数次，直到你有放松的感觉为止。放松训练可选择在睡前进行，这样能有效地放松身体及帮助睡眠。待熟练掌握此方法后，可以随时随地进行呼吸练习，尤其在焦躁不安时进行，可以让你的情绪尽快得到舒缓。

注意：吸气要深而饱满，也就是说吸气的量要尽量大，使自己的腹部有鼓胀感；呼吸的频率要缓慢，有节奏，无论此时你站着、躺着，还是坐着，都要尽量使自己有轻松、舒适感；每次呼气，可以在脑海中默念"放松"，或者"安静"，想象自己的身体正在放松，并且变得温暖、轻松。

（2）肌肉放松法

面部肌肉放松：怒目圆睁，使眼睛与眼眶肌肉紧张，保持10秒钟，然后放松；嘴角尽力后拉，保持10秒钟，然后放松；牙关紧咬，保持10秒钟，然后放松；用舌头抵住上腭，使舌头紧张，保持10秒钟，然后放松。各部分分别练习之后，可以做面部整体放松：眉头上拉，眼睛尽量睁大，嘴角尽力后拉，牙齿尽量咬紧，保持10秒钟，然后放松。

颈部肌肉放松：从前、后、左、右四个方向绷紧颈部肌肉，保持10秒钟，然后放松。

臂部肌肉放松：握紧拳头，使双肩及前臂肌肉紧张，保持10秒钟，然后放松；侧平举双臂做扩胸状，体会臂部的紧张，保持10秒钟，然后放松。

背部肌肉放松：使双肩用力前收，体会背部肌肉紧张，保持

10 秒钟，然后放松。

腹部肌肉放松：尽量收腹，好像逃避别人的拳击，保持 10 秒钟，然后放松。

臀部肌肉放松：夹紧臀部肌肉，保持 10 秒钟，然后放松。

腿部肌肉放松：绷紧双腿，并膝上抬，好像两膝盖之间夹着一枚硬币，保持 10 秒钟，然后放松；将双脚向前绷紧，体会小腿部的紧张，保持 10 秒钟，然后放松；将双脚向膝盖方向用力弯曲，保持 10 秒钟，然后放松。

脚趾肌肉放松：将脚趾向下弯曲，好像用力抓地，保持 10 秒钟，然后放松；将脚趾尽量向上弯曲，而脚踝不动，保持 10 秒钟，然后放松。

以上 8 步，都要充分地体会肌肉紧张之后舒适放松的感觉，比如酸、热、软等感觉，每次用 10 至 20 秒来体会。

（3）冥想放松法

冥想放松方法是将注意力转移至悠闲、轻松的想象空间和感官经验，使呼吸和心跳减缓、肌肉放松、手脚温度上升，身心最快达到轻松愉快的状态。

基本要领：在整个放松过程中，始终保持深慢而均匀的呼吸，要能体验随着想象有股暖流在身体内运动。内容千变万化，可以是真的、具体的，也可以是天马行空的。但能够有效帮助你放松的，通常都跟温暖、舒适的想象有关。

操作步骤：首先选择一个清静的地方，坐着、站着均可。然后播放一段喜爱的轻音乐，如轻缓的钢琴曲、长笛曲等。带着愉快的心情想象一个轻松愉快的场景。你边听自己的呼吸声，边想象海潮涌动，这会提高放松的程度。体味海的气息，想象海浪正随着你呼吸的韵律，轻柔地拍打着海岸。每一次呼气，海浪都会将你的紧张席卷而去……遥望海边的白云，你感到很轻松，很放松，仿佛自己离白云越来越近……越来越近……渐渐地……渐渐地……自己仿佛像一朵白云……慢慢飘起来……飘起来……飘离地面，飘浮在半空。你抱着洁白的云堆，像抱着枕头和棉被，像在做一个美梦，觉得手很轻松，手飘起来了，脚很轻松，脚也飘起来了……

（二）适应症

适用于焦虑症、神经症和恐惧症。心理与生理的放松，均有利于身心健康，起到治病的作用。其共同特点是松、静、自然。渐进性的放松训练是对抗焦虑的一种常用方法，和系统脱敏疗法相结合，可改善焦虑情绪、恐怖情绪，并且对各系统的身心疾病都有较好的疗效。

六 系统脱敏疗法

（一）系统脱敏疗法的概述

1. 系统脱敏疗法的定义

系统脱敏法又称交互抑制法。当求助者面前出现焦虑和恐惧刺激的同时，施加与焦虑和恐惧相对立的刺激，从而使求助者逐渐消除焦虑与恐惧，不再对有害的刺激发生敏感而产生病理性反应。

2. 系统脱敏疗法的实施

（1）放松训练

一般需要 6 至 10 次练习，每次历时半小时，每天 1 至 2 次，反复训练，直至求助者能在实际生活中运用自如，达到随意放松的娴熟程度。

（2）建立恐怖或焦虑的等级层次

这一步包含两项内容：

①找出所有使求助者感到恐怖或焦虑的事件。

②将求助者报告出的恐怖或焦虑事件按由小到大的等级程度顺序排列。采用五等和百分制来划分主观焦虑程度，每一等级刺激因素所引起的焦虑或恐怖应小到足以被全身松弛所抵消的程度。

（3）系统脱敏

①进入放松状态：首先应选择一处安静适宜、光线柔和、气温适宜的环境，然后让求助者坐在舒适的座椅上，让其随着音乐的起伏开始进行肌肉放松训练。依次从手臂、头面部、颈部、肩部、背部、胸部、腹部以及下肢部训练，训练过程中要求求助者学会体验肌肉紧张与肌肉松弛的区别。经过这样反复长期的训练，使求助者能在日常生活中灵巧使用，达到任意放松程度。

②想象脱敏训练：首先应当让求助者想象着某一等级的刺激物或事件。若求助者能清晰地想象并感到紧张时停止想象并全身放松，

之后反复重复以上过程，直到求助者不再对想象感到焦虑或恐惧，那么，该等级的脱敏就完成了。以此类推做下一个等级的脱敏训练。一次想象训练不超过 4 个等级，如果训练中某一等级出现强烈的情绪，则应降级重新训练，直到可适应时再往高等级进行。当通过全部等级时，可从模拟情境向现实情境转换，并继续进行脱敏训练。

③现实训练：这是治疗最关键的地方，仍然从最低级开始至最高级，逐级放松。脱敏训练，以不引起强烈的情绪反应为止。为求助者布置家庭作业，要求求助者可每周在治疗指导后对同级自行强化训练，每周 2 次，每次 30 分钟为宜。

（二）适应症

适用于恐怖情绪、焦虑情绪、强迫症状。

七　精神分析疗法

（一）精神分析疗法的概述

1. 精神分析疗法的定义：

建立在精神分析理论基础上的心理治疗方法。是以分析求助者的心理状态为基础，引导求助者进行自我探索，解决心理问题的咨询与治疗方法，又称心理分析疗法。合理使用精神分析法，可以使求助者从无拘束的会谈中领悟到心理障碍的症结所在，并逐步改变其行为模式，从而达到治疗的目的。

通常有自由联想、梦的分析等技术，还有认识领悟心理疗法、精神动力学疗法等。

2. 一般步骤：

第一阶段，目的是建立同盟关系。

第二阶段，是移情的出现及其解释。随着移情的发展，咨询师要及时进行解释，使求助者对他将过去经历、体验投射至咨询师身上的情况有充分认识。

第三阶段，为治疗的修通或扩通阶段。帮助求助者对移情有更深刻的认识，并着力克服治疗中遇到的各种阻力，使求助者对咨询师的解释，即其症状的隐义有更为清晰的认识。

第四阶段，是结束阶段。要解决求助者对咨询师的依赖问题和拒绝治疗结束的企图。此阶段要彻底解决求助者对咨询师产生的移情。

针对新冠肺炎疫情心理危机干预，精神分析疗法不太常用，甚至有的咨询师认为精神分析法时间长，效率低。但实际上，新冠肺炎疫情突发性和严重性触发了特定人群的心理问题，用此疗法对于一般心理问题有特殊效果。

（二）适应症

适用于歇斯底里、强迫情绪、焦虑情绪和恐怖情绪。

第十一章

居家隔离常用心理减压方法

一 合理宣泄法

我们每个人都是有感情和心理需求的生命体，疫期居家隔离时，每天看着大量的资讯，不能做太多的生活和工作安排，难免在心里产生一些负面情绪。这些负面情绪，比如烦躁、易怒、委屈等，尽量不要闷在心中，可以和家人谈谈心，或者借助电话、网络通信工具和朋友倾诉等。

但值得注意的是，宣泄不是发泄，不能因为自己有情绪就要求别人无条件顺从自己。积极的表达是真诚地叙述自己的心理感受，并且也要积极地倾听对方的想法和观点，理解关注对方的感受和期待，这样才能达到有效沟通，并起到减压的效果。

二 审美移情法

在人们丰富多彩的生活活动中，艺术形象因艺术创作者的情感而生，使欣赏者感同身受，勾起内心的情感体验。它唤起人们思维中的记忆、联想、想象等各种因素，引起人们共鸣。

当前居家隔离期间，生活相对单调、无趣，没有丰富的活动来调剂我们的情志，时间久了，甚至可能感到焦虑、郁闷。我们可以利用身边的各种有利资源，只要是可以让自己获得美好感受的途径，都可以积极利用。

欣赏音乐，让自己的消极情绪获得释放与宣泄，积极的情绪获得强化与提升。

观赏家中的花，为花施肥、剪枝，用美好的语言来赞美它。

观赏家中的鱼，把鱼缸收拾干净，观赏着鱼在水中的百态。

看一部好书，把自己带到书中的情境里，获得心灵的升华。

看一部喜欢的影视剧，随着剧情感受情绪的起伏等。

以上各种观赏方法，可以结合自己的实际条件进行选择，不管是哪一种方法都可以帮助我们唤起愉快的生活体验，释放紧张，排解忧郁，驱赶无聊。

三 自我接纳法

心理学的研究表明，人具有多种自我心理防御机制，帮助自己适应环境，缓解内心冲突，调试自己的心理问题。接纳就是心理防御机制的一种。面对新冠肺炎疫情期间出现的各种各样负性生活事件，我们应该保持一颗接纳的心去面对、去平衡、去调整，可以帮助我们减少痛苦，拥有平和的心态。

四 正念呼吸法

正念简单地讲就是让我们关注当下，关注自己此时此刻的心理活动和行为。当我们专注当下的时候，就可以排除杂念和负面资讯对我们的干扰。这个练习只需 1—5 分钟，就可以让自己的心情回归平静。

首先，初步觉察。找一个舒服的姿势坐好，双脚平放于地面，后背挺直以获得良好的支撑。轻轻地闭上眼睛或者双眼下垂望着双脚前方的地面，目光聚集于一点即可。觉察此时此刻自己身体的感受，并积极地接纳你觉察到的感受。可能是肩膀的紧张，可能是腰部的不适感，可能是心情有些焦虑，也可能是头脑空空。

接下来，恰当调息。根据自己的身体特点调整自己的呼吸，顺着鼻尖、胸腔、腹腔的顺序，细致地观察，体会这股气息的流动。按照自己合适的节奏深深地吸气，再缓缓地呼气，体会空气流动到身体的各个部位，让气息深达腹部。吸气时腹部微微隆起，呼气时腹部缓缓内收。保持节奏，多次呼吸，不断地觉察。如果你发现自己走神或者节奏中断了，也没有关系，把注意力轻轻地放回到呼吸上继续做就可以了。

最后，深入关注。把觉察的范围扩展到整个身体，全身都在跟随呼吸的节奏进入一种律动之中。想象自己的呼吸像一条蜿蜒的小河，缓缓流淌，连绵不断。同时，可以用耳朵倾听四周的声音，鼻子嗅闻空气的味道，慢慢地睁开眼睛，看一看自己的周围，充分利用视觉、听觉、嗅觉等去观察、去感受、去思考。

正念练习的时候可以播放轻柔的音乐以提升良好的感受，经常练习，会让你学会与当下保持连接，增强觉知此时此地的意识能力，起到缓解紧张焦虑，调节心理压力的作用。

五　正向暗示法

居家隔离期间，我们不可避免地接触到很多负面资讯，在这种环境之下，我们除了多关注正确、科学、客观、理性的资讯之外，还可以利用各种正向的暗示帮助自己应对这样的状态。我们在日常生活中，就可以经常用正向的语言、行动和思维暗示自己："我可以做到""我能够做好""别人能做的我也能行"。最重要的是，利用各种日常生活里的小确幸、小成功，增强自己的信心，强化自己的信念。

还可以多想象一些美好的事情，比如："疫情过后，我们全家要去郊游，拥抱大自然""商场重新开业之后，我要买一件漂亮的衣服，好好打扮自己"。

　　长期重复上述行为，可以形成正向思维，消除负性情绪，减缓心理紧张，使心理保持平静和愉快。

（六）趣味诙谐语言法

　　随着疫情时间加长，人们长期隔离在家，生活相对单调无趣，心情也可能逐渐烦躁起来。这个时候，就需要用趣味诙谐的语言来调剂一下这种枯燥的氛围。可以在日常的聊天中、朋友圈里，展示一些趣味诙谐的语言或图片，施展自己幽默的魅力。

　　例如，问："咱们都在家里隔离多久了？"

　　答："具体记不清了，我只记得之前我的头发还是黑的，现在已经两鬓斑白了，哈哈哈。"

　　例如，有人在朋友圈设计了疫情一日游路线：卧室—客厅—厨房—厕所，循环游，并附上图片。

　　包括看一些搞笑视频，和朋友在线说一些无伤大雅的玩笑，都可以帮助我们消除压抑情绪，维持心态平衡和愉悦。

（七）面对现实自我解脱法

　　当我们发现自己在疫期出现情绪问题时，我们应当正视处境并接受自己出现的情感反应，找出问题的根源，并找到解决的方法。这就是面对现实自我解脱法。当我们能面对现实，接受自己的情感反应时，就会真正地意识到这种情感对自己的意义和影响，找到适合自己的应对方法。面对新冠肺炎疫情引发的各种负性生活事件，以一颗平常心去对待，可以使你真正地解脱，减少疫情压力带来的痛苦，拥有属于自己的那一份宁静。

可以直接将自己所处的环境与自己面对的问题一一列出来，逐条解决。

比如：担心自己被传染，而不知所措。

分析：对这种疾病症状的不了解，导致自己担心。

解决方法：多学习相关科普知识以及科学的防护方法，消除不必要的担心。

比如：隔离时觉得心烦，乱发脾气。

分析：乱发脾气的原因是无法改变当时的处境，天天待在家里感到很压抑。

解决方法：面对事实，接受眼前的一切。多做些娱乐活动，比如看电视、听音乐等，积极改善自己的心情。

八　科学睡眠减压法

睡眠可以让体力得到恢复，让人的情绪良好，从而有更多的精力来对付疫期隔离在家产生的压力。有时压力来自于睡眠不足，通过补充睡眠，可以快速减轻压力。

可以为自己创造一个良好的睡眠环境，睡觉前1—2小时，不要加班，不要接打电话等。保证充足的睡眠和规律性。

九　自我催眠暗示法

自我催眠暗示法是通过积极的自我心理暗示，调整自我身心状态和行为的一种心理疗法。可以通过自己的思维意识，进行认知强化、情绪调整和压力释放。

首先，在家中布置一个安静的环境，让自己保持一个放松的姿势，运用深呼吸放松自己的身体，尽可能地排除焦虑紧张等不良情绪，让自己更好地进入到催眠状态之中。

接着，把眼睛闭上，体会自己的身体感受，再做几个比较深长的呼吸，通常在三个深呼吸之后，感受更深入的放松与舒适。

接下来在心里默默地和自己对话："下面，我会慢慢地从一数到二十，我每数一个数字，我就会进入更深的放松状态，会变得更放松、更平和，当我数到二十的时候，我就会进入很深的放松状态，身心都会非常舒畅。"说完引导语，你就慢慢在心里从一数到二十，每个数字的间隔要非常的缓慢，慢慢地享受这个过程，让自己完全沉浸在这个逐渐深入的感受里。当你数到二十，进入很好的催眠状态之后，你可以进行如下的自我暗示："从现在开始，我的各方面都会越来越好！"反复对自己暗示这一句话。

最后对自己说："接下来我会完全清醒过来了。"然后你就可以睁开眼睛结束催眠了。你可以每天、每周多次自我催眠，每次大约 5—10 分钟的时间，或者根据自己的感觉进行更长的时间。

➕ 心理绘画减压法

绘画是心理健康疏导很好的应用方法。通过纸张和色彩将潜意识内压抑的情绪情感呈现出来，获得释放和宣泄，调整情绪和心理状态，达到自我修复的良好效果。

疫期居家时我们的内心可能会生发出各种不同的感受和情绪，这些不一定能够用语言描述清楚，把这些微妙的情感投入到绘画中，其实并不需要太多的绘画技巧。这个方法的重点是自我表达，自我感觉情绪表达充分了就可以了，不需要思考太多的意义和技法要求。

绘画时可以放一段配合自己心情的音乐，伴随着音乐，不做任何要求的自由涂鸦或者自命题主题绘画都是可以的。

➕➖ 芳香身心调节法

人类的嗅觉会影响我们的身心感受，利用芳香刺激嗅觉神经，调节人体的各种系统，激发机体的自我疗愈和再生功能，达到改善身心健康的目的。居家隔离期间不一定能方便找到精油或者专业芳香产品来达到这个效果。我们可以充分开发家庭中可利用的资源，寻找可以调动自己嗅觉神经的日常物品以实现目的。

比如柠檬、橙子、柚子等，把这些水果皮弄碎，放进纱布袋里，然后挂在台灯旁，利用灯泡的热度挥发香气。还有青苹果、薄荷、薰衣草等都可起到舒缓压力的作用。

➕➖ 自由联想法

我们每个人都可能体验过自由联想，当忙碌了一天，躺在床上准备入睡时，大脑逐渐从紧张的状态里放松下来，就会不由自主地"胡思乱想"，这就是一种自由联想。居家隔离期间，我们有大量的空闲时间，可以借此机会进行有意识的自由联想练习。可以在晚上做，也可以在空闲下来的时候做。

待在一个安静的房间，放弃任何对思维的控制，不思考任何功利性的价值意义，进行完全的自由联想。闭上眼，打开录音设备，想到什么立刻用简单的词说出来，一分钟后统计一下，共说出了多少个词语。这个练习可以反复多次进行。一段时间之后，再进行统计，你每分钟自由联想时说出的单词数量已有了很大程度的提高。这个练习在减轻压力的同时，大脑也会变得很有活力和创造力，思维更加灵活了。

⓭ 合理饮食减压法

很多食物中富含大脑所需要的特殊营养成分，它们可以直接通过影响神经系统从而改善人们的情绪。疫情防控期间居家隔离后，有的人可能产生过度紧张、焦虑不安、苦恼郁闷的情绪。可以结合实际情况，在生活中尝试利用饮食调节来缓解负面情绪。

合理饮食减压法包括两个方面。一方面是指科学合理的饮食可以保证疫情防控期间民众的生理健康，为大家提供足够的物质与营养基础。这是大家提高免疫力和减轻压力的生理保证。

另一方面，研究表明有的食物有直接减轻人的心理压力的作用，还有的食物可以提高人的思维能力、专注力和心理承受能力。比如当人们承受巨大的心理压力时，身体会大量消耗维生素 C，所以摄取富含维生素 C 的食品，如洋葱头、菜花、菠菜、水果等就可以起到减压的作用。另外，温热的牛奶可以起到稳定情绪的作用等。

心理学研究还发现食物可以弥补人未得到满足的心理需求，即我们渴望吃的每一种食物都对应着一种需要被关注的特定情绪或问题。分析研究自己的饮食爱好，合理安排一日三餐，不仅可以有益于我们的身体健康，也有助于心理健康。

十四　穴位按压法

常常按压身体穴位，可以帮助身体缓解疲劳，心理得到放松。例如太阳穴、大椎穴、承泣穴、合谷穴、内关穴等，穴位遍布全身，经常按摩有静心安神的功效，也可以很好地调节心中的紧张情绪。

十五　快乐清单法

找到一些经济成本低、实现速度快、让自己能获得满足感的事情，列出一个清单，最少十件，可以更多。比如：吃一块糖，看一段搞笑视频，给自己写一封感谢信，对着镜子赞美自己等。把清单放在自己触手可及的地方，不用一次做完，每次选择几件做一做，最重要的是做完之后，要告诉自己："这是让我快乐的事，我真的很快乐啊！"

十六　科学运动法

每日隔离在家，还需适当、合理的有氧运动，在运动的同时根据自己的心情，放些适合的音乐。即能保证身体健康，又能放松心情，使生活平添许多乐趣。

疫期适合的室内有氧运动有：瑜伽、跳舞毯、跑步机、韵律操、室内散步、太极拳、气功等。其中适合老年人的运动有室内散步、太极拳和气功等。

无氧运动有：深蹲、俯卧撑等。

运动三步曲（很重要）：

第一步，运动前热身5—10分钟。可以做一下静态伸展运动。

例如，拉伸某条肌肉，直到你感到它完全绷紧了。保持动作，坚持15到30秒后就可以达到完全放松的目的了。

第二步，正式运动。

第三步，运动后整理5—10分钟。

例如，一、进行原地的伸展、拉伸练习：1.腿部的放松，勾脚蹬腿练习。从低到高，先用五六成力，前、两侧、后，逐渐加大到七八成力。2.抱膝平衡练习。膝关节尽力靠近胸部。3.拉伸腿背部肌肉。

二、抖动。

三、拍打按摩：1. 津常咽。2. 搓面。3. 擦鼻。4. 梳发。5. 揉颈部揉肩部。6. 拍打臂、腿、腰、背等局部肌肉。

四、甩臂加叹气。

五、捶肩背：相互捶背。

六、捶腿：尤其腿部运动量较大，捶打腿部肌肉至酸痛感消失。

运动时应选择适合自己的运动项目并注意运动量，正常人每周运动3—5天，每次运动15—20分钟，最好能30分钟以上，但不超过60分钟。提倡中等及以上强度运动，运动适宜心率相当于量大心率的60%～85%。每日上午10：00，下午16：00—17：00是最佳运动时机。

运动时应该注意：

糖尿病患者应选择在餐后30—60分钟运动，尤其是晚餐后运动更为重要。

心脑血管疾病患者不提倡晨练，晨练易促发心脑血管急性事件发生。

一般晨练的运动量不宜过大，保持中等强度即可。

无论何种动运，强度不宜过大，应循序渐进。

十七　专注聚焦法

当我们专注于自己的当下，把注意力集中在一个事物上的时候，我们可以随意选取身边能看到或者拿到的任何物品，将注意力聚焦于此，或者就是在一张白纸的中心简单地画一个黑点。盯着这个物品或者黑点，放松身体，放空意念，刚开始可能很难坚持，慢慢地调整呼吸，让自己保持觉察，逐渐增加时间，3分钟—5分钟—15分钟—半小时。我们会在时间的流逝中逐渐获得一种专注、集中、觉醒的良好感受。

十八　意象放松减压法

意象是主观情意和外在物象相融合，创造出来的一种美好的艺术形象。我们在居家隔离的时候，学习自我创造美好的意象，就可以起到愉悦心情，调节情志，改善负面情绪的作用。

找一个温暖安静的房间，坐下或者躺下，保持舒服的姿势，闭上眼睛，放松身体，想象自己来到了一个风景优美的大草原，空气清新，阳光明媚，想象青草的味道，绿油油的草地一望无边；你还可以看到一个美丽的湖泊，湖边有树木和鲜花，想象自己坐在树下，望着这美丽的风景。湖水波光粼粼，你慢慢变得平静，一只小鸟飞过来停在你的身边，梳理它漂亮的羽毛。这时一只猫走了过来，鸟儿飞走了，猫趴在湖边的草地上，全身松弛，舒舒服服地睡着了。保持这种意象几分钟或者更长一点时间。想象这只猫醒过来了，它活动身体并站起来，在湖边喝水，湖水泛起一圈圈的涟漪。猫离开了，你还是一个人。然后带着放松的心情回到现实，睁开眼睛，活动一下自己的身体。

十九　丰富个人业余生活法

疫情防控期间在家隔离，虽然活动受限，但是也是难得的充分休闲的时间。完全可以利用这样一个特殊的假期发展个人爱好、生活情趣，既帮助自己转移注意力，忘却烦恼，也可以自我培养，丰富个人的业余生活。

比如：学会唱一首歌曲，学会做一道菜或者甜品，阅读一本书，听疫情心理疏导课，品茶、品咖啡等。还有书法、下棋、瑜伽、舞蹈等都能给人增添许多生活乐趣，让人心情舒畅，调节生活节奏，从单调紧张的氛围中摆脱出来，走向欢快和轻松。

二十　经络拍打减压法

居家隔离时沿着十二经脉的循行部位进行拍打，有利于气血归经，也有助于增强五脏六腑的调节功能，起到减轻压力，调节情绪的作用。

从胸走向手有三条阴经脉，从手走向头有三条阳经脉，从头走向足有三条阳经脉，从足走向腹有三条阴经脉，一共十二条经脉。经脉起于肺经的中府穴，中府穴位于胸前壁外上方，横平第一肋间隙处，前正中线旁开6寸（同身寸：指以患者本人体表的某些部位折定分寸，作为量取穴位的长度单位，比如拇指间关节的宽度作为1寸）；止于胆经的足窍阴穴，足窍阴穴位于第四趾外侧趾甲角旁约 0.1 寸，循环无端。为了让气血归经，锻炼者应当尽可能学会沿着十二经脉的循行部位进行拍打的方法：

1. 左臂前伸同肩高，手心向上，右手按在左肩中府穴处，先吸一口气，随着呼气右手由左肩朝左手指方向依次拍八下，吸气时，左手内旋，手心向下，右手从左手手指向肩部依次拍打八下。

2. 右臂前伸同肩高，手心向上，左手按在右肩中府穴处，随着呼气由肩朝手指方向依次拍打八下，吸气时，右手内旋，手心向下，左手从右手指向肩部依次拍打八下。

3. 双手自然提起，手心朝后，意想气经头部朝后背部流去，继而双手随着呼气从臀部朝脚跟向下依次拍打八下。

4. 随着吸气，双手经两脚内侧，由内踝处向腹部依次拍打八下。

5. 双手随着呼气从大腿外侧朝脚趾外侧依次拍打八下。

6. 随着吸气，双手经两脚内侧，由内踝处向腹部依次拍打八下。

7. 随着吸气上体直起，双手按在胸部，继而随着呼气由胸向腹部依次拍打八下。

此外，要注意三点：在操作过程中，如若已能熟练掌握了，要求轻闭双目进行，效果会更佳；每当结束后，眼睛睁开，双手由手腕带动手掌，再用力击掌若干下，可振奋精神。